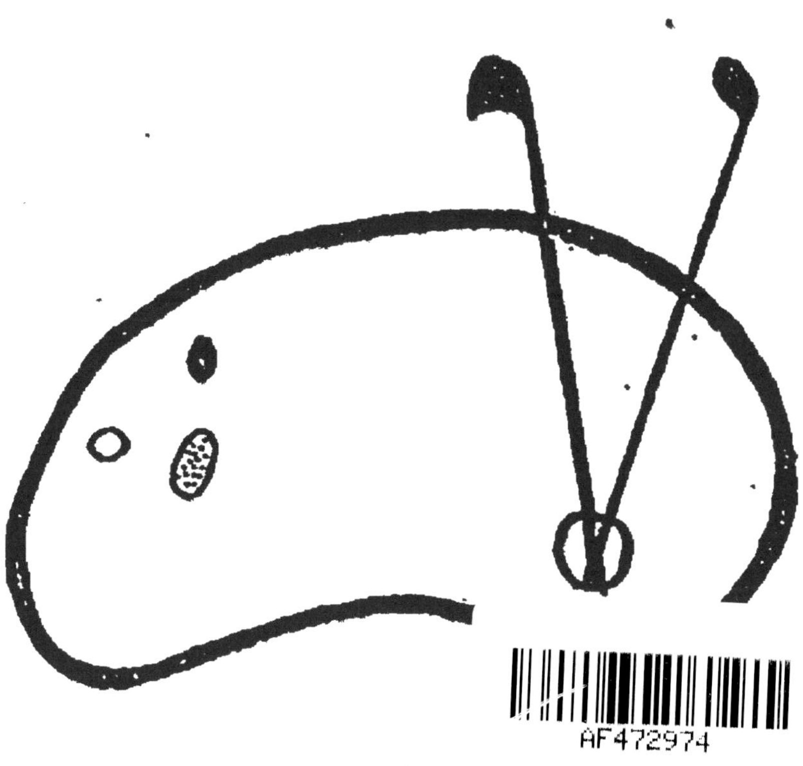

LA TUBERCULOSE

CONSIDÉRÉE COMME

MALADIE DU PEUPLE

Des moyens de la combattre

PAR

Le Dr S. A. KNOPF

DE LA FACULTÉ DE PARIS ET DE BELLEVUE HOSPITAL COLLEGE (NEW-YORK)
MÉDECIN DU DÉPARTEMENT PULMONAIRE DU NEW-YORK THROAT AND NOSE HOSPITAL
ANCIEN ASSISTANT DU PROFESSEUR DETTWEILER AU SANATORIUM DE FALKENSTEIN
MEMBRE DE L'ACADÉMIE DE MÉDECINE DE NEW-YORK
LAURÉAT DE L'ACADÉMIE DE MÉDECINE DE PARIS,
DE L'INSTITUT DE FRANCE ET DU COLLÈGE DES MÉDECINS DE PHILADELPHIE
VICE-PRÉSIDENT HONORAIRE DU CONGRÈS DE LA TUBERCULOSE DE LONDRES 1901

TRADUIT ET ANNOTÉ PAR

Le Dr G. SERSIRON

MÉDECIN CONSULTANT A LA BOURBOULE
MEMBRE CORRESPONDANT DU BUREAU CENTRAL INTERNATIONAL ALLEMAND POUR LA LUTTE CONTRE LA TUBERCULOSE
LAURÉAT DE L'ACADÉMIE ET DE LA FACULTÉ DE MÉDECINE

PRÉFACE DE M. LE PROFESSEUR BROUARDEL

DOYEN DE LA FACULTÉ DE MÉDECINE DE PARIS
MEMBRE DE L'INSTITUT, MÉDECIN HONORAIRE DES HOPITAUX

> Pour combattre la tuberculose avec succès, il est besoin de l'action commune d'un gouvernement sage, de médecins bien instruits et d'un peuple intelligent.

Ouvrage ayant obtenu le prix de 5000 francs proposé par le Congrès de Berlin pour la lutte contre la tuberculose considérée comme maladie du peuple.

PARIS

C. NAUD, ÉDITEUR

3, RUE RACINE, 3

1902

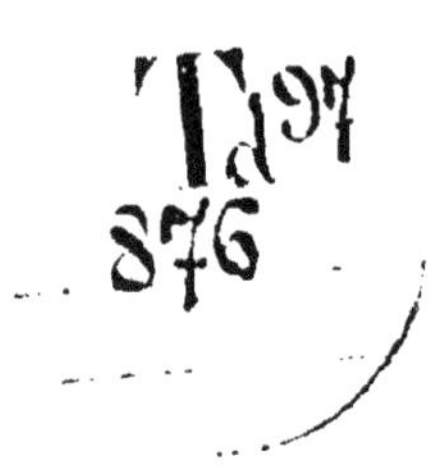

DU MÊME AUTEUR :

Dress Reform and its Relation to Medicine. *Southern California Practitioner*, july 1889.

Les Sanatoria ; Traitement et prophylaxie de la phtisie pulmonaire. *Thèse de Paris* ; Mention honorable de l'Académie de médecine (G. Naud, éditeur, Paris, 1900).

Sanatoria for the Treatment and Prophylaxis of Pulmonary Tuberculosis. *New York Med. Journal*, 5 et 12 oct. 1895.

Les Sanatoria des phtisiques sont-ils un danger pour le voisinage ? *Revue de la Tuberculose*, vol. III, 1895.

Should we treat Pulmonary Tuberculosis as a Contagious or as a Communicable Disease ? *Southern California Practitioner*, may 1896.

Are Sanatoria for Consumptives a Danger tho the Neighborhood ? *New York Medical Record*, 5 oct. 1896.

La Phtisio-Thérapie et les Sanatoria. *Presse Médicale*, Paris, 14 oct. 1896.

The Hygienic, Educational and Symptomatic Treatment of Pulmonary Tuberculosis. *New York Medical Record*, 13 febr. 1897.

Antistreptococcic Serum in the Mixed Infection of Tuberculosis. *Journal of the American Med. Association*, 16 sept. 1897.

The Present Status of Preventive Means against the Spread of Tuberculosis in the Various States of the Union Critically Reviewed. *Journal of the American Med. Association*, 30 oct. 1897.

The Urgent Need of Sanatoria for the Consumptive Poor of our Large Cities. *New York Med. Record*, 27 nov. 1897.

Ein neues binaurales Stethoskop mit Armentarium für vollstandige Auscultation und Percussion. *Zeitschrift für Krankenpflege und Aerztliche Polytechnik*, März 1898.

State and Municipal Care of Consumptives. *New York Med. Record*, 24 sept. 1898.

The Tuberculosis Problem in the United States. *North American Review*, february 1899.

Pulmonary Tuberculosis ; its Modern Prophylaxis and Treatment in Special Institutions and at Home. *Alvarenga Prize Essay of the College of Physicians of Philadelphia for the year 1898* (P. Blakiston's Son et C°., Philadelphia).

Les Sanatoria : Traitement et Prophylaxie de la phtisie pulmonaire. 2° édition in-8° jésus de 496 pages avec 92 figures, cartonné à l'anglaise, prix 22 francs (G. Carré et C. Naud, éditeurs, Paris).

Tuberculosis : Diagnosis, Prognosis, Prophylaxis and Treatment. Vol. XX *of Twentieth Century Practice of Medicine.* Published by Wm. Wood and C°, New York.

State and Individual Prophylaxis of Tuberculosis during Chilbood and the need of Children's Sanatoria. *Transactions of the Britisch Congress on Tuberculosis*, London, july 1901.

CHARTRES. — IMPRIMERIE DURAND, RUE FULBERT.

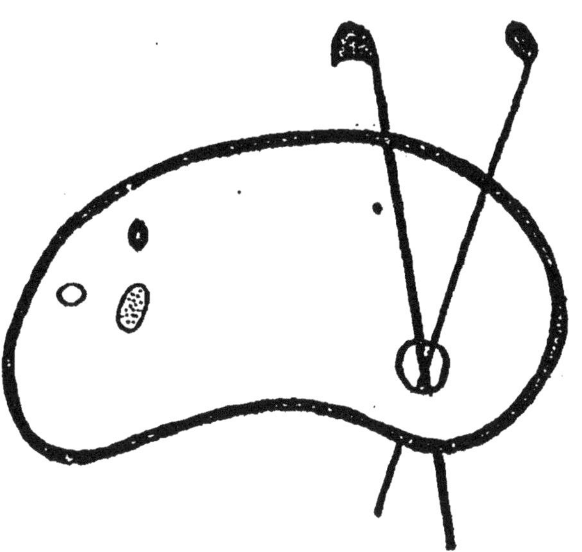

FIN D'UNE SERIE DE DOCUMENTS
EN COULEUR

LA TUBERCULOSE

CONSIDÉRÉE COMME

MALADIE DU PEUPLE

Des moyens de la combattre

Pour la propagande des idées contenues dans cette brochure, s'adresser, soit au bureau de l'Œuvre des Sanatoriums populaires de Paris, 93, boulevard Saint-Germain, soit chez M. Naud, éditeur, 3, rue Racine, Paris.

L'édition allemande est publiée par le **Comité central pour la construction des Sanatoria**, à BERLIN.

L'édition américaine est traduite par l'auteur et publiée par **M. Firestack**, 110 West 96 th. Street, à NEW-YORK.

L'édition brésilienne est traduite par le Dr **Clémente Ferreira**, de SAINT-PAUL (Brésil).

L'édition bulgare est traduite par le Pr **Bezensch**, de PHILIPPOPEL.

L'édition espagnole est traduite par le Dr **Ernesto Sanchez y Rosal**, de GUATEMALA, domicilié à Berlin.

L'édition française est traduite par le Dr **G. Sersiron**, et publiée par **C. Naud**, éditeur, 3, rue Racine, à PARIS.

L'édition hollandaise est traduite et publiée par **W.-F. Donath**, à WAGENINGEN.

L'édition italienne est traduite par le **Dr Robert Massalongo**, de VÉRONE, et publiée par **F. Vallardi**, 48, cours Magenta, à MILAN.

L'édition portugaise est traduite par le Pr **D. A. Lancastre**, médecin de Sa Majesté la Reine, à LISBONNE.

L'édition roumaine est traduite par le Dr **Georges Radovici**.

L'édition russe est traduite et publiée sous les auspices de la **Société Pirogoff des Médecins russes** (Commission de la tuberculose), à MOSCOU.

Une deuxième édition italienne est traduite et publiée par le Dr **Gallé**, de PEISSENBURG (Bavière), avec préface du Ministre **Bacelli**.

LA TUBERCULOSE

CONSIDÉRÉE COMME

MALADIE DU PEUPLE

Des moyens de la combattre

PAR

Le Dr S. A. KNOPF

DE LA FACULTÉ DE PARIS ET DE BELLEVUE HOSPITAL COLLEGE (NEW-YORK)
MÉDECIN DU DÉPARTEMENT PULMONAIRE DU NEW-YORK THROAT AND NOSE HOSPITAL
ANCIEN ASSISTANT DU PROFESSEUR DETTWEILER AU SANATORIUM DE FALKENSTEIN
MEMBRE DE L'ACADÉMIE DE MÉDECINE DE NEW-YORK
LAURÉAT DE L'ACADÉMIE DE MÉDECINE DE PARIS,
DE L'INSTITUT DE FRANCE ET DU COLLÈGE DES MÉDECINS DE PHILADELPHIE
VICE-PRÉSIDENT HONORAIRE DU CONGRÈS DE LA TUBERCULOSE DE LONDRES 1901

TRADUIT ET ANNOTÉ PAR

Le Dr G. SERSIRON

MÉDECIN CONSULTANT A LA BOURBOULE
MEMBRE CORRESPONDANT DU BUREAU CENTRAL INTERNATIONAL ALLEMAND POUR LA LUTTE CONTRE LA TUBERCULOSE
LAURÉAT DE L'ACADÉMIE ET DE LA FACULTÉ DE MÉDECINE

PRÉFACE DE M. LE PROFESSEUR BROUARDEL

DOYEN DE LA FACULTÉ DE MÉDECINE DE PARIS
MEMBRE DE L'INSTITUT, MÉDECIN HONORAIRE DES HOPITAUX

Pour combattre la tuberculose avec succès, il est besoin de l'action commune d'un gouvernement sage, de médecins bien instruits et d'un peuple intelligent.

Ouvrage ayant obtenu le prix de 5000 francs proposé par le Congrès de Berlin pour la lutte contre la tuberculose considérée comme maladie du peuple.

PARIS

C. NAUD, ÉDITEUR

3, RUE RACINE, 3

1902

L'impression et la traduction de cette brochure en langues étrangères sont spécialement recommandées dans l'intérêt même de la propagande et la diffusion des connaissances utiles à la lutte contre la tuberculose.

Comme il est également recommandé à toute personne qui s'intéresse à la campagne antituberculeuse de répandre autour d'elles les idées et les notions contenues dans cette brochure.

Pour renseignements, s'adresser à Paris, aux bureaux de **La Lutte antituberculeuse, 3,** *rue Racine.*

PRÉFACE

La lutte contre la tuberculose est ouverte dans le monde entier. Les principes sur lesquels elle est basée sont les mêmes dans tous les pays. Le corps médical est en parfait accord, non pas seulement chez les diverses nations, mais les cliniciens, les anatomo-pathologistes. les bactériologistes professent la même doctrine, elle se résume en ces deux termes : la tuberculose est évitable, elle est curable.

Comment faire pour que le peuple profite de ces découvertes ?

Certes les lois, les règlements administratifs peuvent et doivent intervenir. Mais sont ils suffisants ? Aucun de nous ne le pense.

Lorsqu'une loi intervient dans nos actes journaliers, lorsqu'elle trouble des habitudes invétérées et qu'elle doit être appliquée dans le foyer domestique, elle n'est acceptée et observée que lorsque l'opinion publique la réclame, lorsque la conviction de tous est faite, lorsque chacun connait le danger de ses habitudes vicieuses et est prêt à les réformer personnellement et à exiger de son voisin qu'il agisse de même.

Il faut donc faire la conquête de l'opinion, faire pénétrer dans les classes populaires les notions claires, succinctes qui permettront à chacun de préserver lui-même et sa famille et de guérir, en intervenant à temps, lui ou celui des siens qui serait atteint.

Comment faire cette éducation antituberculeuse ? On n'obtiendra un résultat utile que si on tient en éveil permanent l'attention de tous ceux qui sont en danger et je dirais presque sans exagération, que ce danger menace chacun de nous, à tous les instants de sa vie.

Aussi a-t-on pensé que par la parole dans des conférences, par de petites brochures répandues à profusion on arriverait à faire connaître à chacun de nous les précautions nécessaires, les mesures à observer chaque jour dans son milieu familial ou dans les lieux qui nous réunissent en collectivités, ateliers, chantiers, bureaux, écoles, etc.

Le Congrès de Berlin en 1899, inspiré par cette pensée, fonda un prix pour l'auteur du meilleur ouvrage sur la tuberculose considérée comme maladie du peuple, et les moyens de la combattre. Quatre vingt-un auteurs prirent part à ce concours. M. le Dr Knopf sortit vainqueur de ce tournoi.

Après avoir lu cette brochure, je puis affirmer qu'elle répond bien aux désirs que chacun de nous a exprimés. C'est un excellent guide et il est à souhaiter que les notions si simples, si précises qu'elle contient soient connues de tous.

En présentant cette brochure au public, je tiens à remercier M. le Dr Sersiron d'avoir eu l'heureuse pensée de la traduire en français. Par une large diffusion, on parviendra à donner satisfaction à son auteur qui a précisé son but en insérant cette phrase en tête de ce petit livre : « Pour lutter avec succès contre la tuberculose, il est besoin de l'action commune, d'un gouvernement sage, de médecins bien instruits et d'un peuple intelligent ». Je ne changerai qu'un mot, le dernier, à cette phrase, il ne suffit pas qu'un peuple soit intelligent, il faut que ceux qui savent fassent l'éducation de ceux qui ignorent. Je suis convaincu que le travail du Dr Knopf concourra puissamment à cette éducation populaire. Si nous réussissons, grâce à lui, à instruire le peuple, le succès de la lutte est assuré.

P. BROUARDEL.

9 août 1901.

PRÉFACE DE L'ÉDITION ALLEMANDE

A l'occasion du Congrès pour la lutte contre la tuberculose considérée comme maladie du peuple, Congrès qui eut lieu à Berlin du 24 au 27 mai 1899, le conseiller de commerce Ferdinand Mannheimer, membre du comité central allemand, fonda un prix de 3 000 marks destiné au meilleur ouvrage populaire traitant de la tuberculose considérée comme maladie du peuple et des moyens de la combattre.

La maison Max Kahnemann donna dans le même but la somme de 1 000 marks.

Le Congrès prit alors les résolutions suivantes :

1° Le prix du Congrès, d'une valeur de 4 000 marks (5 000 francs), sera décerné à l'auteur du meilleur ouvrage sur cette question : De la tuberculose considérée comme maladie du peuple ; des moyens de la combattre. Le mémoire aura la forme d'une brochure et remplira de 3 à 5 feuilles d'imprimerie.

Dans le cas où le jury trouverait deux travaux dignes de ce prix la somme sera partagée de telle manière que :

Ou bien α) le meilleur des deux ouvrages recevra 3 000 marks ; le deuxième 1 000 marks.

Ou bien β) chacun d'eux recevra la somme de 2 000 marks ;

2° Voici quelle fut la composition du jury :

M. le Conseiller privé Pr Dr B. Fränkel ;
M. le Conseiller privé Pr Dr Gerhardt ;
Le Capitaine de la marine Harms ;
Le Conseiller privé effectif supérieur, le président Köhler ;
Son Excellence le médecin général von Leuthold ;
Le Conseiller privé Pr Dr von Leiden ;
Son Excellence le baron Dr Lucius de Ballhausen ;
Le Conseiller privé Dr Naumann ;
Le médecin de l'état major Pannwitz ;
Son Excellence le Dr Comte de Posadowsky-Wehner ;
Son Altesse le duc de Ratibor ;

3° Les travaux devaient être envoyés jusqu'au 1er décembre 1899, à M. le Conseiller privé Pr Dr B. Fränkel. Ils devaient être pourvus d'une devise ou d'une inscription ; cette devise ou cette inscription se retrouvant sur une enveloppe cachetée, envoyée en même temps, et contenant le nom et l'adresse de l'auteur ;

4° Le travail ou les travaux couronnés devenaient la propriété du « Comité central allemand pour la création de sanatoriums populaires pour tuberculeux », ils étaient imprimés et répandus à bas prix et par ses soins ;

5° La décision du jury et le résultat du concours devaient être publiés dans les journaux publics.

Les dispositions qui précèdent furent publiées par la *Presse médicale* et les feuilles politiques.

81 travaux furent envoyés avant le 1er décembre 1899 pour prendre part au concours.

Et les 81 brochures furent réparties entre les membres du jury avec prière d'indiquer celles d'entre elles qui leur paraissaient dignes d'être admises à un choix plus restreint. 26 de ces brochures furent conservées pour la deuxième épreuve. Les 55 travaux refusés furent cependant lus de nouveau par les soussignés et distribués à ses assistants : MM. les Drs Edmond Meyer, Alexander, Finder, Claus et Elwert, afin qu'ils les examinassent de nouveau ; mais ces messieurs ne trouvèrent aucun de ces travaux non plus digne d'être présenté à la deuxième épreuve.

Dans l'assemblée plénière des membres du jury qui eut lieu le 25 février 1900 sous la présidence de son altesse le duc de Ratibor, on décida que les 26 travaux choisis pour subir la deuxième épreuve seraient lus chacun par deux membres du jury qui auraient le rôle de rapporteur et corapporteur. Chacun de ces travaux serait accompagné d'un rapport écrit et motivé.

En conséquence, MM. Fränkel, Gerhardt, Harms, Köhler, von Leuthold, von Leyden, le baron Lucius et Pannwitz se partagèrent les ouvrages et firent sur chacun d'eux un rapport écrit.

De ces 26 brochures 18 furent jugées par les deux rapporteurs comme ne présentant pas les qualités nécessaires pour obtenir le prix. Cinq travaux, recommandés par l'un des rapporteurs, furent refusés par l'autre et soumis à l'examen d'un arbitre qui se prononça pour le refus.

Trois des travaux furent recommandés par les deux rapporteurs ; mais avec la remarque que tels qu'ils étaient, ils n'étaient pas dignes de recevoir le prix et qu'ils avaient encore besoin d'assez nombreuses corrections.

Dans la séance du 15 juin 1900 on décida de créer une sous-commission composée de MM. B. Fränkel, Gerhardt, Harms, Köhler et Pannwitz qui jugerait en dernier ressort.

Cette sous-commission adopta la conclusion suivante :

L'ouvrage portant la suscription « Pour combattre la tuberculose avec succès il est besoin de l'action commune d'un gouvernement sage, de médecins bien instruits et d'un peuple intelligent » se distingue de tous les autres et doit être considéré comme le premier, digne de recevoir le prix. Comme auteur de ce travail on trouva M. le Dr S.-A. Knopf, de New-York.

Certaines modifications proposées par les membres du jury furent acceptées par le Dr Knopf.

Le président du Comité central allemand a décidé dans la séance du 13 octobre 1900 que l'ouvrage couronné serait édité par le Comité et que la plus large publicité lui serait faite.

Berlin, 18 octobre 1900.

Pr B. Frænkel.

LA TUBERCULOSE

CONSIDÉRÉE COMME

MALADIE DU PEUPLE

Des moyens de la combattre

> Pour lutter avec succès contre la tuberculose, il est besoin de l'action commune, d'un gouvernement sage de médecins bien instruits et d'un peuple intelligent.

INTRODUCTION

Il n'est point besoin de dire que la tuberculose et surtout sa forme la plus commune, la phtisie pulmonaire, est une maladie qui décime tout particulièrement le peuple. Cette affection est regardée depuis des milliers d'années comme la plus redoutable, la plus répandue et à juste raison hélas, comme la plus mortelle de toutes les maladies contagieuses.

Hippocrate, le plus célèbre médecin de l'antiquité (460-377 av. J.-C.) et le père de la médecine scientifique, décrivit la tuberculose pulmonaire comme la maladie la plus difficile à traiter et celle qui fait le plus grand nombre de victimes.

Historique.

Isocrate, médecin grec contemporain d'Hippocrate,

••

parle pour la première fois de la tuberculose comme d'un mal transmissible par contage.

Au moyen âge, un célèbre médecin, Montano, 1550, considère la tuberculose pulmonaire comme une des maladies les plus dangereuses et les plus facilement transmissibles.

De même, le savant anatomiste Morgagni (1682-1771) était un fervent défenseur de la théorie de la transmissibilité et il ne faisait jamais l'autopsie d'un cadavre d'un sujet mort de tuberculose.

Dans quelques villes de France et d'Italie la tuberculose fut considérée par les autorités comme étant une des maladies les plus dangereuses et les plus infectieuses.

Aussi l'écrivain médical Jeannet de Langrois nous apprend, par exemple, qu'à Nancy l'autorité municipale fit brûler les meubles, les lits d'une femme morte phtisique. Dans ce cas, la contagion fut bien mise en évidence car on prouva par des renseignements précis que cette femme avait contracté la maladie en couchant avec une autre femme tuberculeuse.

Le 20 novembre 1782 un décret royal ordonna à Naples d'isoler les tuberculeux et de désinfecter leur demeure, leurs meubles, leurs habits, leurs livres avec du vinaigre, de l'eau-de-vie, du jus de citron, de l'eau marine ou des fumigations.

Toute contravention à cette loi était punie des galères ou d'emprisonnement dans une citadelle, suivant le rang occupé par le contrevenant.

Les médecins étaient obligés d'avertir les autorités de la présence d'une personne phtisique. Si le médecin négligeait ce devoir il était condamné à une amende de 300 ducats et en cas de récidive condamné à 10 ans d'exil.

Portal (1742-1832) écrit qu'au commencement de ce siècle, en Espagne et en Portugal, les parents étaient obligés d'aviser les autorités quand, dans leur maison, un de leurs proches était sur le point de mourir de tuberculose. Cette mesure avait pour but de rendre possible aux pouvoirs publics la désinfection radicale de la demeure, des meubles et des habits du malade après sa mort.

Au commencement du XIXe siècle, les médecins eux-mêmes attachèrent très peu d'importance à la théorie de l'infection et de la transmissibilité de la tuberculose. Ils manquaient de preuves scientifiques pour étayer cette conviction et s'il existait par ci par là des médecins qui croyaient à la possibilité de la contagion ou n'enseignaient rien de précis à cet égard.

Cependant, en 1865, le grand médecin français Villemin démontra le caractère contagieux de la tuberculose. Ce savant, par des inoculations aux animaux de produits provenant de tuberculeux, put reproduire la tuberculose, non seulement dans les poumons des animaux inoculés; mais aussi dans d'autres parties de leur corps.

Depuis cette expérience, confirmée par les recherches de différents expérimentateurs parmi lesquels il faut citer surtout Conheim, on considéra la tuberculose comme une maladie dont la production nécessite la présence d'un microbe spécifique.

C'est au savant allemand Robert Koch (1882) que fut réservée la découverte de ce germe (bacillus tuberculosis).

La phtisie est endémique.

La phtisie est endémique, c'est-à-dire indigène et répandue aujourd'hui dans tous les pays civilisés. Les peuples sauvages ou à demi civilisés succombent très rapidement à cette maladie lorsqu'ils viennent au contact de la civilisation. Comme preuve de cette assertion, nous pouvons citer les Indiens de l'Amérique du Nord et aussi les esclaves nègres du centre de l'Afrique et leurs descendants amenés en Amérique.

En effet, d'après un rapport émis par l'autorité sanitaire de Toronto (Canada), la tuberculose sévit d'une manière particulièrement meurtrière parmi les « Blood Indians ». De tous les décès de cette tribu en 1898, 23 pour 100, sont attribuables à la tuberculose.

Ces Indiens sont tenus dans des sortes de grands terrains réservés « *Reservation* » par le gouvernement; il est donc facile d'avoir des statistiques très précises sur eux. La mortalité par tuberculose de la population noire de l'Amérique du Nord est à peu près le double de la mortalité des blancs. Et il faut noter que ce ne sont pas les avantages, mais les défauts de la civilisation, comme l'alcoolisme et les excès de toutes sortes, qu'il faut rendre responsables de la diffusion de la tuberculose.

Statistique.

On a tant écrit sur la mortalité par tuberculose en général et spécialement dans les pays européens, que nous pouvons nous dispenser d'y revenir et que nous nous contenterons seulement d'établir que, parmi toutes les causes de mort, la tuberculose est celle qui intervient le plus souvent.

Des statisticiens soutiennent que le 7e, d'autres que le 6e des décès est dû à la maladie tuberculeuse sous ses différentes formes. — La forme la plus fréquente du mal est la phtisie pulmonaire qui a causé, d'après les chiffres du conseil sanitaire impérial de Berlin pendant la période 1888-1893, 13 pour 100 de tous les cas de mort.

Des données plus récentes démontrent cependant que durant ces dernières années la mortalité tuberculeuse a diminué parce que l'on connaît mieux les mesures à pren-

dre pour éviter cette maladie et qu'on lutte contre elle par un traitement plus rationnel.

Dans un des chapitres suivants, nous nous occuperons plus spécialement de l'hygiène publique et des institutions spéciales créées pour les tuberculeux en les envisageant comme moyens de lutter contre la tuberculose.

Ici je veux seulement citer une brochure qui a été publiée cette année dans les différents pays européens par l'autorité sanitaire impériale. D'après les renseignements récents qu'elle contient c'est en Russie et en Autriche que la mortalité tuberculeuse est la plus forte avec plus de 3.500 décès tuberculeux par million d'habitants. L'Allemagne occupe à peu près le milieu alors que *la France est près du chiffre le plus élevé.*

Les recherches contemporaines ont prouvé que non seulement la tuberculose pulmonaire, mais aussi d'autres formes du mal tuberculeux, peuvent être évitées et même guéries dans un grand nombre de cas.

Le gouvernement et le corps médical le savent très bien et travaillent, depuis des années, de la manière la plus énergique et la plus désintéressée à la solution de ce problème si important pour le bien du peuple. Les Congrès pour l'étude de la tuberculose qui ont lieu tous les deux ans à Paris depuis 1880, ainsi que le Congrès pour la lutte contre la tuberculose considérée comme maladie du peuple, qui se tint à Berlin en mai 1899, sous la protection de Sa Majesté l'impératrice Augusta Victoria, en donnent la plus belle et la plus éloquente preuve. Mais comme l'indique la suscription placée en vedette sur cette brochure : *il est besoin d'un peuple intelligent pour vaincre la tuberculose.*

Aussi le but de cet ouvrage est de rendre possible une collaboration intelligente de tous les citoyens.

Nous voulons donc traiter d'abord de la tuberculose en tant que maladie pulmonaire.

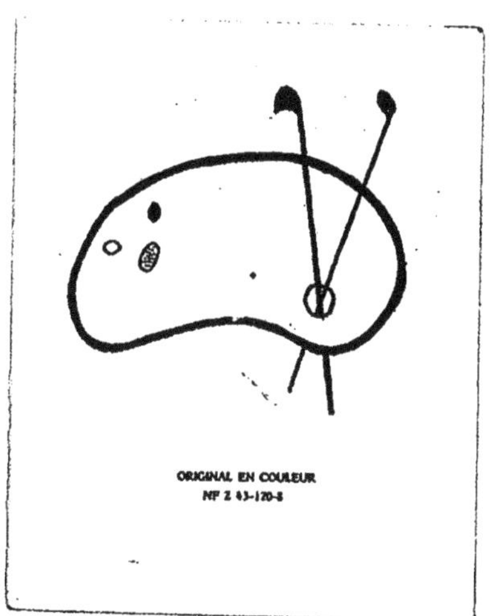
ORIGINAL EN COULEUR
NF Z 43-120-8

§ I

QU'EST-CE QUE LA TUBERCULOSE ?

Le bacille tuberculeux.

La tuberculose est une maladie chronique du poumon causée par la pénétration du bacille de la tuberculose et caractérisée par la formation d'innombrables petits foyers qui ont la forme de petits noyaux (de tubercules).

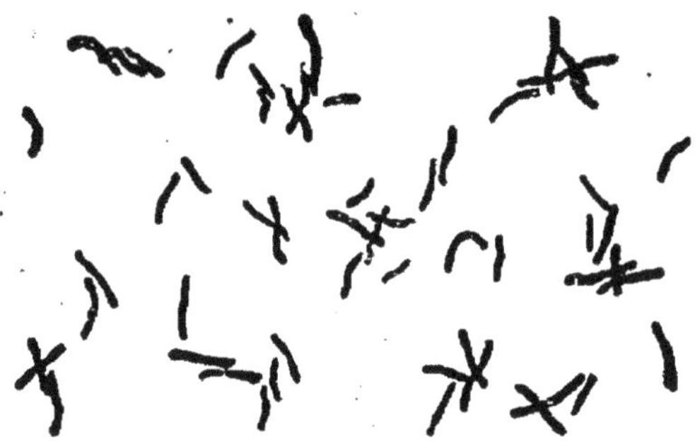

Fig. 1. — Le bacille tuberculeux.
Les petits bâtons sont les bacilles de la tuberculose, les éléments ronds sont d'autres produits rejetés dans le crachat.

Le bacille de la tuberculose est un petit champignon, un tout petit organisme invisible à l'œil nu qui se trouve par milliers dans l'intérieur des pou-

mons attaqués et qui doit être regardé comme la cause spécifique de cette maladie (fig. 1).

Non seulement il détruit la substance pulmonaire par la production de plaies et de suppurations ; mais encore il produit des poisons (toxines) qui sont la cause des différents symptômes.

Les signes principaux de la tuberculose sont la toux, les crachats, la fièvre (élévation de la température du corps surtout le soir), l'essoufflement, les douleurs dans la poitrine, les sueurs nocturnes, le manque d'appétit, les crachements de sang (hémoptysie) et l'amaigrissement.

Dans la plupart des cas, un œil expérimenté peut trouver le bacille dans les crachats au moyen du microscope et de certaines colorations. On le reconnaît d'après sa forme qui affecte celle de petits bâtonnets.

§ II

DE QUELLE MANIÈRE LE GERME (BACILLUS TUBERCULOSIS) PÉNÈTRE-T-IL DANS L'INTÉRIEUR DU CORPS HUMAIN ?

Le bacille de la tuberculose peut pénétrer à l'intérieur du corps humain :

1° Par inspiration dans les poumons ;

2° Par introduction de substances tuberculeuses avec les aliments ;

3° Par inoculation sous la peau.

De ces trois portes d'entrée la première est de beaucoup la plus importante.

Nous allons nous occuper largement de chacune d'elles.

§ III

COMMENT L'INSPIRATION DES BACILLES EST-ELLE POSSIBLE ?

Pulvérisation des crachats.

Un tuberculeux peut rejeter une grande quantité de bacilles de la tuberculose, même pendant la période où il n'est pas alité.

Si le crachat jeté par terre, à tort et à travers, arrive à se dessécher, il peut au moindre courant d'air voltiger avec la poussière, et quiconque aspire cette poussière court grand risque de devenir tuberculeux, si son organisme constitue un bon terrain pour le développement du bacille.

On entend par l'expression « bon terrain pour le développement du bacille » une prédisposition innée, ou acquise par l'*alcoolisme*, les excès ou les misères de différentes sortes (privations ou maladies).

L'inspiration des très fines gouttelettes de salive que l'on rejette pendant la « toux sèche » n'est pas sans dangers pour l'entourage; car ces petites gouttelettes peuvent, elles aussi, contenir le bacille. Des recherches récentes faites à ce point de vue, ont démontré la possibilité d'une telle contamination.

§ IV

QUE FAUT-IL FAIRE POUR EMPÊCHER LA PROPAGATION DE LA PHTISIE PAR LE CRACHAT TUBERCULEUX?

Rendre inoffensif le crachat tuberculeux.

a) D'abord il faut que le tuberculeux et son entourage sachent que toutes les mesures préventives tendent à son propre intérêt et à l'intérêt de ses semblables.

Ces mesures protègent le malade d'une nouvelle infection et l'entourage du danger de devenir tuberculeux.

Un phtisique, à quelque période de la maladie qu'il se trouve, doit savoir que son crachat peut propager le germe de sa maladie s'il n'est pas rendu inoffensif avant de se dessécher. Le malade par conséquent doit toujours cracher dans un crachoir. Dans la maison ce pourrait être un crachoir en fer-blanc ou en faïence avec une grande ouverture. Celui-ci doit être à moitié rempli d'eau pour ne pas permettre la dessiccation et la pulvérisation des bacilles. On peut se servir aussi de sciure de bois au lieu de liquide et puis désinfecter tout par la flamme, en jetant par exemple le contenu du crachoir dans le feu de la cheminée. Mais dans ce cas il faut prendre bien soin que la sciure ne se dessèche jamais et que le contenu des crachoirs soit brûlé au moins une fois par jour. Dans les maisons où il existe des chasses d'eau on pourrait, sans inconvénients, jeter le contenu des crachoirs dans les water-closets. Dans le cas contraire, et alors même qu'on jette le contenu des crachoirs dans les water-closets, il est à désirer qu'on ait fait bouillir les crachats avant de les verser.

Crachoirs.

Dans les fabriques, les magasins, les vagons de chemin de fer, les salles d'attente, les restaurants, les tribunaux, bref partout où il y a une grande circulation et où beaucoup de gens séjournent, il faut qu'on dispose des crachoirs remplis d'eau qui doivent être nettoyés régulièrement (fig. 2).

Une simple boîte, à demi remplie d'eau, suffirait à la rigueur. On supprimerait ainsi la dernière excuse de ceux qui par leur mauvaise habitude de cracher partout mettent en danger la santé de leurs semblables. Dans les salles de malades il est mieux d'employer des crachoirs munis d'un couvercle et placés si possible dans une niche ou une sorte d'armoire.

La figure 3 représente un pied élevé supportant une armoire. Le crachoir suspendu se trouve fixé par

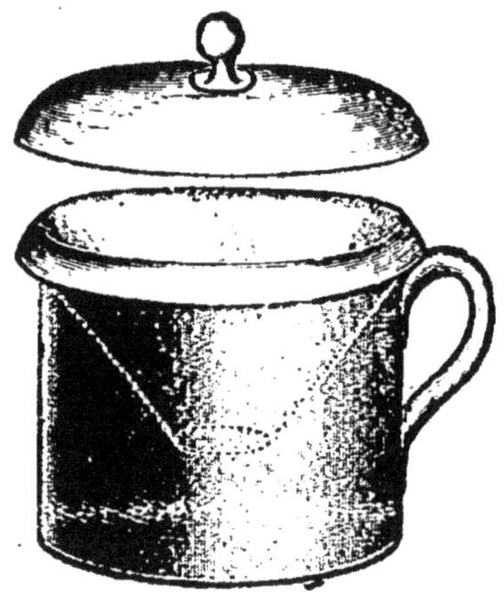

FIG. 2.

un soutien à la porte de l'armoire et peut être facilement enlevé pour le nettoyage. Les supports les plus commodes sont ceux qui s'élèvent à un mètre au-dessus du sol.

Une telle disposition a encore l'avantage de ne laisser voir le crachoir qu'au moment de s'en servir. Le couvercle empêche que les mouches ou d'autres insectes propagent le bacille, et le support rend l'action de cracher plus commode. On évite aussi par les crachoirs couverts portés sur un support élevé que les animaux domestiques (chiens, chats, poules) lèchent ou absorbent les crachats.

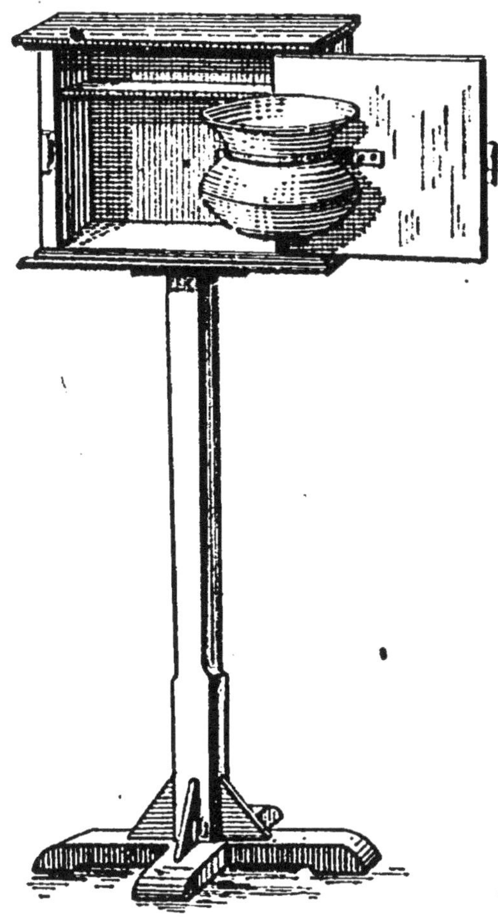

Fig. 3.

On peut encore recommander pour les fabriques et les usines les crachoirs en fer-blanc du Dr Predöhl (fig. 4) qui peuvent être suspendus n'importe où.

En dehors de la maison, le malade doit se servir toujours d'*un crachoir de poche*. Le crachoir construit par Dettweiler (fig. 5) peut être ouvert et fermé d'une

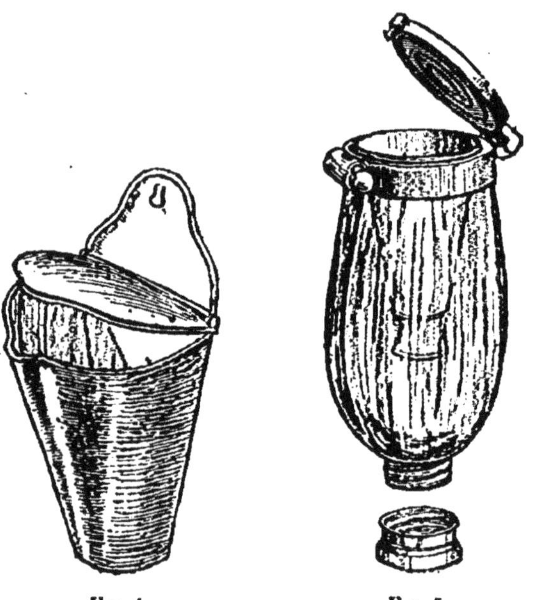

Fig. 4. Fig. 5.

seule main. Le nettoyage s'en fait en dévissant la partie inférieure.

Un autre flacon crachoir qui est moins cher est celui de Liebe dont nous donnons aussi la figure (fig. 6). Les crachats recueillis dans ces crachoirs doivent être désinfectés de la même manière que ceux des grands crachoirs.

Le crachoir de Knopf (fig. 7) en aluminium ou

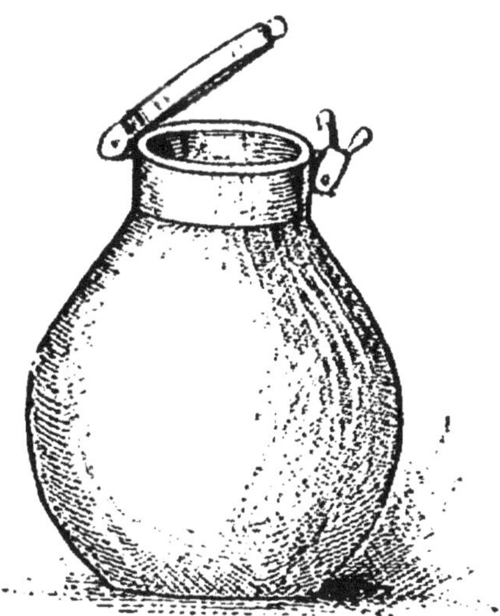

Fig. 6.

aussi en métal blanc se rapproche le plus du modèle

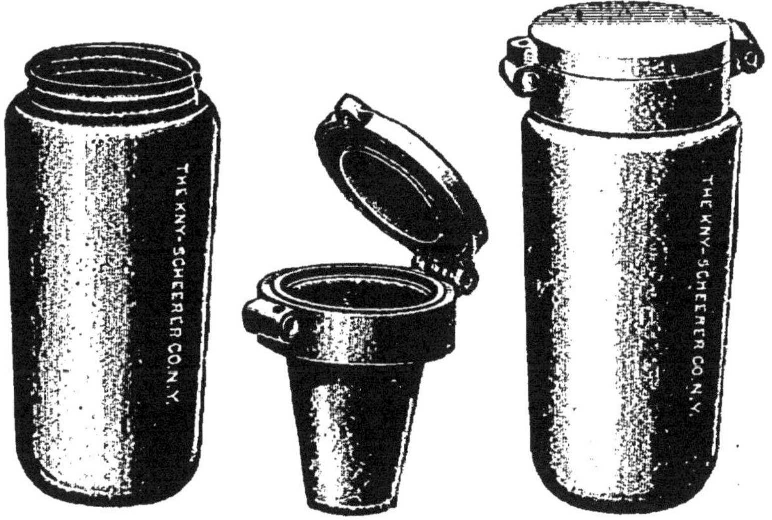

Fig. 7.

de Dettweiler, mais il n'est composé que de deux pièces au lieu de trois. Il est léger, incassable et facile à stériliser; la manœuvre d'une seule main, en est aisée.

Pour rendre le crachat inoffensif.

Autant que possible il faut vider le contenu des crachoirs dans un vase rempli d'eau et exclusivement réservé à cet usage.

Chaque jour on fait bouillir dans ces vases de l'eau, à laquelle on ajoute une cuillerée à thé de soude par litre, pour renforcer l'effet. Après 5 minutes d'ébullition de ce mélange on peut jeter le contenu du vase. Le liquide est devenu inoffensif, car tous les bacilles ont été tués par cette ébullition. La désinfection au moyen de l'acide phénique ou du sublimé n'offre pas les mêmes garanties, parce que ces substances ont la propriété de coaguler (cailler) les matières albuminées qui entourent les bacilles et elles peuvent ainsi épargner les microbes.

On ne doit jamais cracher dans son mouchoir de poche. Ceux qui sont si gravement malades qu'ils ne peuvent se servir de petits crachoirs en porcelaine ou en aluminium, peuvent employer des compresses humides de lin ou de toile pour recueillir leurs crachats. Mais il faut prendre soin de détruire les crachats soit en brûlant les compresses soit en faisant bouillir les linges avant que les crachats soient desséchés. Il y a malheureusement des tuberculeux que l'on ne peut pas déterminer à se servir de flacons-crachoirs surtout au commencement de leur maladie. Pour ceux-ci il ne reste d'autre ressource que de leur recommander de laisser faire à leurs habits des poches en toile cirée, en tissu imperméable; ou de se munir de mouchoirs bon marché et de les bouillir ou de les brûler après s'en être servi.

Néanmoins ils s'exposent toujours ainsi au danger de souiller leurs mains, et ils doivent toujours se les laver avant de manger pour ne pas introduire des bacilles avec leur nourriture.

Désinfecter la chambre du malade.

b) La chambre dans laquelle un tuberculeux dort ou passe la plus grande partie de son temps doit être soumise, de temps en temps, à une désinfection médicale. Il est possible en effet, que malgré les plus grands soins, le local soit souillé par des matières tuberculeuses.

A-t-on eu le malheur de perdre un parent ou un ami de la phtisie, on devra soumettre toute la chambre, les meubles, le lit, les livres (1), et tous les habits à une désinfection radicale dès que le cadavre aura été enlevé. C'est en général l'autorité municipale qui se charge de la désinfection, sinon il faut demander chaque fois au médecin d'indiquer le mode de désinfection le meilleur.

§ V

COMMENT PEUT-ON ÉVITER L'ASPIRATION DES BACILLES PROJETÉS PAR LA TOUX SÈCHE OU L'ACTION DE PARLER A HAUTE VOIX?

Le danger d'aspirer des bacilles projetés de cette manière n'existe que quand on stationne longtemps

---

(1) La transmissibilité de la maladie par les livres est démontrée surtout quand les malades ont l'habitude de feuilleter les livres en humectant leurs doigts de salive.

dans le voisinage immédiat du malade tuberculeux lorsque celui-ci tousse ou parle. A un mètre de distance ce mode de contagion devient à peu près impossible. Le peu de bacilles qui se trouvent dans les petites gouttelettes que le malade projette pendant un accès de toux sèche, en parlant à haute voix ou en éternuant, ne vont guère plus loin qu'un mètre et tombent rapidement par terre.

De l'arrangement d'une chambre d'un tuberculeux.

Le point important est qu'on ne donne pas aux crachats l'occasion après qu'ils se sont desséchés de se soulever avec la poussière. C'est pour cela que le plancher de la chambre d'un tuberculeux ne doit jamais être recouvert d'un tapis et ne doit jamais être non plus nettoyé avec un balai, mais souvent au contraire avec un torchon humide. Les meubles doivent être essuyés de la même manière. Les coussins en peluche, en drap, en velours, et tout autre objet d'ornement qui peuvent servir de nids à poussière doivent être proscrits de la chambre. Mieux valent des meubles couverts en cuir ou de simples meubles en bois. Quant aux rideaux, ils doivent toujours être faits d'une étoffe qui se lave facilement, et il faut surtout éviter les draperies trop richement plissées.

Des mesures à prendre pour préserver l'entourage.

De plus chaque tuberculeux doit avoir, si possible, sa chambre à lui ou tout au moins un lit à part. Il est à peu près aussi dangereux pour les parents, les amis et les garde-malades de coucher dans un deuxième lit trop rapproché du lit du malade, que de dormir dans le même lit. Il faut conseiller aux malades de mettre toujours leur mouchoir devant la bouche quand ils toussent ou éternuent; ils devraient même avoir chacun deux mouchoirs sur eux, l'un pour l'usage sus-indiqué qui leur servirait en outre à s'essuyer la bouche, l'autre exclusivement réservé au nettoyage du nez et des voies respiratoires.

Les linges sales (draps, caleçons, chemises, mouchoirs, serviettes) des malades tuberculeux doivent être maniés le moins possible à l'état sec. Il faut les plonger immédiatement après qu'ils ont servi dans l'eau savonneuse. C'est après seulement que ces linges ont bouilli une demi-heure dans l'eau de savon, qu'ils peuvent être mélangés impunément aux autres linges. Dans le cas où les circonstances ne permettent pas de suivre exactement ces conseils il faut s'efforcer de les suivre du plus près possible.

§ VI

COMMENT LA TRANSMISSION DE LA TUBERCULOSE DE L'HOMME A L'ANIMAL EST-ELLE POSSIBLE?

Nous avons déjà parlé de l'importance des crachoirs placés sur des supports élevés afin que les petits animaux domestiques comme les chiens et les chats ne puissent pas devenir tuberculeux en léchant ces crachats. Il est dangereux, de même, de laver les linges des tuberculeux dans les ruisseaux où les vaches et autres animaux viennent s'abreuver. Ces animaux peuvent ainsi prendre la tuberculose, et comme il est démontré dans les chapitres suivants, la propager de nouveau parmi les hommes.

La tuberculose peut être communiquée de même aux animaux par les crachats des tuberculeux répandus sur les prairies, les champs ou le sol des écuries. — L'auteur de cet ouvrage connait le cas suivant qui peut démontrer l'importance et le danger de ce mode de transmission de la tuberculose aux animaux :

Dans un asile pour tuberculeux où il n'existait pas assez de surveillance médicale, la règle interdisait aux malades de cracher à l'intérieur de la maison mais ne soumettait les malades à aucune obligation pour ce qu'ils avaient à faire dehors. — De sorte que pendant les promenades les tuberculeux crachaient où bon leur semblait. Dans le voisinage paissaient les vaches d'une ferme voisine. Le propriétaire surveillait la santé de son bétail en le soumettant à l'épreuve de la tuberculine. Peu de temps après, plusieurs de ces vaches devinrent tuberculeuses et il fut facile de remonter à la cause de l'épidémie. La contagion ne cessa qu'après qu'on eut sacrifié toutes les bêtes malades et qu'on eut défendu aux tuberculeux de l'asile voisin de visiter la ferme.

Danger de l'enterrement superficiel des matières tuberculeuses.

S'il est vrai que le soleil tue et rende inoffensif avec le temps le germe de la tuberculose, on ne doit pourtant pas croire que cela arrive toujours. Les substances tuberculeuses peuvent être léchées par les animaux avant qu'elles n'aient été rendues inoffensives; et d'un autre côté, si elles tombent dans un endroit humide et obscur, il peut se passer longtemps avant que l'air et la lumière aient rendu le crachat inoffensif.

Les selles des malades atteints de tuberculose intestinale doivent être désinfectées avec une solution d'acide phénique à 5 pour 100. Il est dangereux d'enterrer le crachat tuberculeux ou la viande tuberculeuse à la surface du sol sans les avoir désinfectés.

§ VII

COMMENT PEUT-ON SE DÉFENDRE DE L'USAGE DE LA VIANDE INFECTÉE ?

Stérilisation du lait.

Dans la plupart des localités les animaux qui doivent être abattus ou la viande qui doit être vendue sont soumis à l'inspection d'un vétérinaire, et la viande trouvée tuberculeuse est détruite. Dans les cas où il n'est pas certain qu'une inspection rigoureuse ait été faite, on doit faire bouillir fortement la viande ou la chauffer à 100°. De cette manière on tue sûrement les bacilles.

En Allemagne il n'existe pas de loi contre la vente du lait tuberculeux. Beaucoup de fermiers cependant laissent soumettre régulièrement leurs vaches à l'épreuve de la tuberculine (V. § XVI) pour savoir si ces vaches sont malades, et ils font tout leur possible pour les tenir en bon état.

Dans tous les cas, si l'on n'est pas tout à fait sûr que les vaches dont on emploie le lait sont bien portantes et indemnes de tuberculose, on doit recourir *au chauffage et à la stérilisation*, surtout quand on emploie ce lait à l'alimentation des enfants. Le lait que l'on achète dans les laiteries ou dans la rue doit toujours être bouilli ou stérilisé avant l'emploi. Quand le lait a bouilli, c'est-à-dire qu'il est resté quelque temps à la température de 100°, tous les bacilles qui s'y trouvent sont tués. On le stérilise aussi en le chauffant pendant une demi-heure à 70°.

§ VIII

DE QUELLE MANIÈRE LE BACILLE DE LA TUBERCULOSE PEUT-IL PÉNÉTRER DANS LES ORGANES DIGESTIFS ?

Infection par la salive.

Comme la salive des tuberculeux contient très souvent le bacille de la tuberculose, on ne devrait jamais embrasser un phtisique sur la bouche. La tuberculose peut être transmise de même à l'homme par les caresses d'animaux tuberculeux (perruches, canaris, chiens, chats), et le plus sage serait de ne pas caresser ces animaux.

Les malades tuberculeux devraient avoir leurs cuillères, leurs fourchettes, leurs verres à boire spéciaux et le service de table qui a servi à un tuberculeux doit être bien nettoyé dans de l'eau bouillante.

Le tuberculeux lui-même peut éviter l'infection de ses organes digestifs s'il n'avale pas ses propres crachats, comme cela lui arrive souvent, par pudeur mal placée. Les observations faites sur les fous démontrent combien cette remarque est importante. Car on observe très souvent la tuberculose intestinale chez ces malheureux qu'il est bien difficile d'empêcher de déglutir leurs crachats. D'un autre côté le malade doit toujours se laver les mains avant de se mettre à table, parce que, malgré toutes les précautions, il est possible que ses mains soient souillées par les crachats ou la salive.

§ IX

DE QUELLE MANIÈRE SE FAIT L'INOCULATION DE LA TUBERCULOSE?

Le plus souvent se sont les blessures faites par le nettoyage de crachoirs en verre ou en porcelaine ébréchés, dont se sont servis les tuberculeux, qui causent cette inoculation.

La pénétration du bacille dans la circulation sanguine est également possible quand la personne qui nettoie le crachoir porte par hasard une plaie à la main.

On peut éviter tout cela par quelques précautions et par l'emploi de crachoirs en métal. Quelquefois le malade s'infecte lui-même en portant à sa bouche un de ses doigts blessé ou en le souillant accidentellement par ses crachats.

Les médecins, les étudiants en médecine ou les vétérinaires sont aussi exposés à l'inoculation par l'intermédiaire d'instruments ayant été en contact avec des substances tuberculeuses. Il en est de même pour les bouchers, équarrisseurs et autres professions de même sorte.

Quand on a eu la maladresse de se blesser et que l'on craint une inoculation, il faut laisser saigner un peu la plaie, puis la laver ensuite avec de l'eau pure et bouillie, ou avec de l'eau phéniquée à 5 pour 100, ou avec de l'alcool. On panse la plaie avec un petit linge mouillé et on consulte un médecin.

Tatouage.

La tuberculose est transmissible par le tatouage fait par des opérateurs tuberculeux. Les opérateurs ont l'habitude pour tatouer de dissoudre les couleurs dont ils imprègnent la peau dans leur propre salive. Il serait donc bien de ne jamais se laisser entraîner à cette pratique barbare.

Circoncision rituelle.

Dans certaines contrées on fait faire la circoncision rituelle des enfants israélites par des profanes élus par la communauté ou par le rabbin, qui sucent souvent la plaie avec la bouche. Si l'opérateur est tuberculeux, la transmission de la tuberculose à de jeunes enfants est très facilement possible. La bibliographie médicale possède en quantité des exemples de ce mode de transmission, et dans quelques cas, la mort des patients s'en est suivie.

Celui qui est chargé de l'exécution de ce rite religieux devrait donc avoir certaines notions chirurgicales. Quant à la succion de la plaie, elle devrait être pratiquée au moyen de tubes de verre, comme on le fait ailleurs, dans certaines localités de la France et de l'Allemagne. Mieux vaudrait encore y renoncer tout à fait.

§ X

QUELLES AUTRES FORMES AFFECTE ENCORE LA TUBERCULOSE, ET QUELS EN SONT LES PRINCIPAUX SYMPTOMES ?

Après avoir parlé dans ce qui précède de la manière dont le bacille de la tuberculose pénètre dans le corps humain et de la forme qui se présente le plus souvent : la tuberculose pulmonaire, nous allons décrire rapidement d'autres formes de la tuberculose.

Tuberculose du larynx.

Nous allons parler d'abord de la forme qui se rapproche le plus de la phtisie pulmonaire, c'est-à-dire de la tuberculose de la gorge ou plutôt du larynx.

Cette maladie qui peut se présenter comme le premier symptôme de la tuberculose de la gorge, est de beaucoup moins fréquente que la phtisie pulmonaire.

En dehors des symptômes communs avec la tuberculose pulmonaire comme la fièvre, les sueurs nocturnes, l'amaigrissement, l'essoufflement, la toux, etc., il s'y ajoute encore l'enrouement, et quelquefois des douleurs violentes quand on avale, qui rendent difficile la déglutition des corps solides comme le pain, la viande, etc.

L'aspect interne des lésions nous montre des ulcérations et des végétations.

Tuberculose des os.

La tuberculose des os qui se termine par la carie, c'est-à-dire par le ramollissement et la destruction, n'est pas très rare.

Si la colonne vertébrale est le siège de la maladie il se produit par la destruction de plusieurs vertèbres une gibbosité (bosse) et parfois, à cause de la compression de la moelle, une paralysie des membres inférieurs, des troubles de la miction et de la défécation.

La tuberculose des articulations qui restent d'abord indolores, peut aboutir aux troubles de la motilité, aux suppurations, à la destruction de l'articulation et nécessiter l'amputation du membre.

Tuberculose des méninges, de l'intestin et tuberculose miliaire.

Les petits enfants sont fréquemment atteints de tuberculose des méninges. Cette maladie hélas trop souvent mortelle, se fait remarquer d'abord par des troubles de la digestion (vomissements, constipation) et par la mauvaise humeur des enfants. Ensuite surviennent des paralysies, des spasmes, du délire avec perte de connaissance.

Presque aussi dangereuses sont la tuberculose de l'intestin, du mésentère et du péritoine, surtout chez les enfants. On appelle cette maladie tuberculose intestinale.

Il arrive parfois que la totalité des organes est envahie d'un seul coup, il s'agit alors de tuberculose miliaire. La maladie a ordinairement pour point de départ un vieux foyer de tuberculose locale. Les signes de la tuberculose miliaire ressemblent beaucoup à ceux de la fièvre typhoïde et commencent par de l'abattement, de la courbature et de la fièvre.

Cette forme de tuberculose se termine aussi généralement par la mort.

Lupus.

La maladie connue sous le nom de lupus, qui s'attaque surtout à la figure est aussi une forme de tuberculose.

Scrofulose.

La scrofulose regardée à juste titre comme une des formes de la tuberculose se présente surtout chez les enfants. C'est une forme plus légère de la maladie se caractérisant surtout par les écrouelles (suppuration des glandes), par des éruptions cutanées, par des maux d'yeux et d'oreilles.

§ XI

QU'EST-CE QUI PROTÈGE L'HOMME SAIN DE L'INOCULATION DU BACILLE DE LA TUBERCULOSE ?

D'après ce que nous avons dit sur les modes de contagion de la tuberculose il ne faut pas croire que toute respiration dans une atmosphère qui serait chargée, par hasard, de bacilles de la tuberculose, fait nécessairement devenir tuberculeux celui qui respire, ou bien qu'en avalant un peu de lait tuberculeux, ou bien qu'en se blessant avec un crachoir brisé, on acquiert fatalement la tuberculose et on en devient la victime.

La mucosité nasale, le sang et sans doute aussi le suc stomacal des individus sains ont des propriétés qui leur permettent de tuer le bacille.

Il ne faut donc pas qu'un individu sain conçoive une crainte exagérée de la tuberculose ; mais dans son propre intérêt il doit toujours penser aux possibilités d'infection et les éviter.

§ XII

COMMENT PEUT-ON COMBATTRE AVEC SUCCÈS UNE PRÉDISPOSITION INNÉE PAR TARE HÉRÉDITAIRE A LA TUBERCULOSE ?

Hygiène de la mère tuberculeuse.

La mère qui craint pour son enfant une prédisposition héréditaire, doit toujours, et surtout pendant sa grossesse, mener la vie la plus hygiénique possible. Elle doit vivre le plus possible à l'air libre, respirer profondément, manger régulièrement et bien, ne jamais porter d'habits qui lui serrent la poitrine ou le ventre. Le corset doit être remplacé par un corsage commode qui permette une respiration facile.

Au lieu de nouer ses jupons autour du corps, elle fera mieux de les suspendre par des bretelles qui passent sur les épaules et il est utile, dans ce but, de coudre des boutons aux corsages.

Il sera utile d'employer un vêtement de dessous en laine chaude et d'une seule pièce pour le corps tout entier (pantalon et chemise réunis : *combinaison*), cela évite les superpositions embarrassantes de plusieurs jupes. En un mot le vêtement de la mère doit être ajusté de telle manière que tous les mouvements soient bien libres et qu'aucun organe ne soit gêné dans son fonctionnement.

Vêtements.

Les mères ne veulent pas comprendre ni dans leur propre intérêt, ni dans celui de leurs filles, combien les habits hygiéniques sont nécessaires au bien-être et au développement normal du corps humain. Elles restent à peu près toutes esclaves de la mode. Le corset devrait être banni pour toujours. Non seulement le corset gène la respiration mais il entrave très souvent la digestion et amène des troubles de circulation dans les différents organes surtout lorsqu'il est un peu serré.

La chlorose, si fréquente chez les jeunes filles est très souvent due à la manière dont elles s'habillent, qui contrarie la nature et gène la circulation du sang.

Nous donnons ici trois gravures pour montrer *de*

visu le résultat que produit un corset trop serré. La

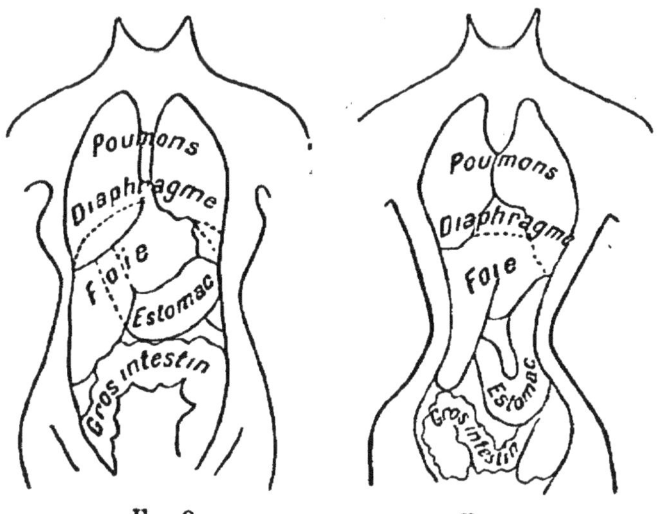

Fig. 8. Fig. 9.

figure 8 montre la situation des organes dans la

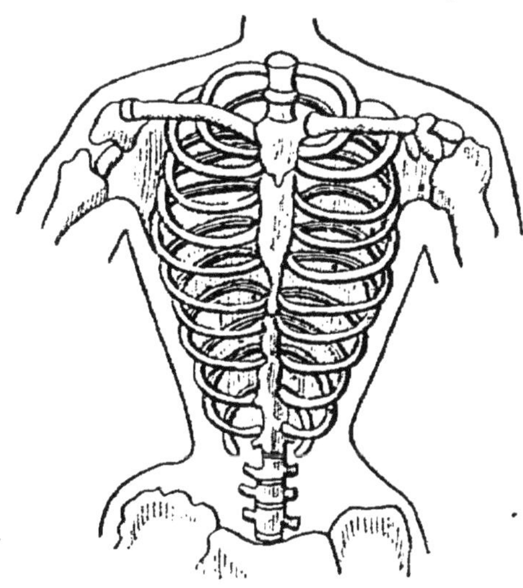

Fig. 10.

poitrine et dans le ventre, telle qu'elle est à l'état normal. La figure 9 montre la situation des mêmes organes après le port prolongé d'un corset trop serré. La figure 10 montre la déformation du squelette et du thorax sous l'influence du corset.

Ceinture.

De même, chez les hommes, le port de ceintures destinées à maintenir le pantalon doit être défendu.

Non seulement la constriction gêne les mouvements de l'intestin utiles à la digestion ; mais elle favorise encore la production des hernies.

On ne saurait trop répéter que pour les individus prédisposés à la tuberculose une bonne digestion est le meilleur moyen de se préserver contre le développement de la maladie.

Cravates.

Les cravates (foulards) trop chaudes ou trop serrées sont également très nuisibles. Trop serrées, elles gênent la respiration et causent la congestion du cerveau, des maux de tête et des vertiges. Trop chaudes, elles rendent l'individu sensible au froid et peuvent être la cause de refroidissements à chaque changement de température. On est d'autant moins exposé à prendre froid qu'on a plus l'habitude de rester sans foulard autour du cou.

Les robes à traîne.

Il est recommandé à toutes les femmes de lutter par le bon exemple et par tous les moyens dont elles peuvent user contre la mode si déplorable et si contraire à l'hygiène des robes à traîne surtout en toilette de ville.

En effet, si l'on songe à tous les millions de bactéries qui peuvent être soulevées avec la poussière dans les promenades et pénétrer ensuite dans les poumons quand on secoue ou qu'on brosse les robes le lendemain dans les appartements, il n'en faut pas davantage pour déclarer les robes à traine insalubres et dangereuses pour la santé.

Chaussures.

La chaussure, elle aussi, doit être confortable. Les souliers trop serrés sont la cause de troubles de circulation qui font qu'on a toujours les pieds froids.

Hygiène pour l'enfant de souche tuberculeuse.

Si la mère est prédisposée à la tuberculose, l'allaitement de l'enfant doit être fait par une nourrice robuste, ou à la rigueur même, au biberon avec du lait de vache.

Il est indispensable, dans ce cas, de consulter le médecin.

L'enfant doit avoir son lit à lui et ne jamais dormir avec sa mère. La chambre doit être bien aérée. Dès que l'on peut, il faut chaque jour, le mener promener à l'air libre et ne pas lui emmailloter la tête dans un voile épais.

On ne doit pas craindre de le laisser jouer en chemise dans une chambre bien chauffée soit par le feu, soit par les rayons du soleil. Dès le dixième ou douzième jour il sera habitué peu à peu aux lotions fraiches. On commencera d'abord, au sortir d'un bain chaud, par le frictionner rapidement avec les mains trempées dans de l'eau froide, puis on lui fera des lotions à l'éponge et on en arrivera à la douche.

L'emploi de l'eau froide.

Une condition absolument nécessaire, quand on emploie l'eau froide, c'est que la réaction suive immédiatement, c'est-à-dire que l'enfant ressente une agréable chaleur dont on s'aperçoit par le rougissement de la peau.

En effet, quand on use de l'eau froide, il se produit d'abord une pâleur de la peau due à la contraction des vaisseaux, puis ceux-ci se dilatent et amènent alors cette rougeur de la peau. — Au cas où cette réaction manquerait, il serait bon de consulter un médecin, car on peut, dans certains cas, nuire beaucoup si l'on fait usage de l'eau froide sans discernement et sans tenir compte de la nature particulière de l'individu.

La pratique de l'eau froide prudente et régulière est un des meilleurs moyens d'éviter les refroidissements autant pour les enfants que pour les adultes, aussi est-elle si courante et si recommandable à tout le monde.

Les adultes peuvent s'habituer très facilement à l'eau froide. Il suffit de se frictionner à l'alcool pendant une semaine, puis la semaine suivante de mélanger de l'eau et de l'alcool et enfin de se servir d'eau pure. On se prépare ainsi aux lotions froides à l'éponge, aux aspersions et aux douches.

Douche improvisée.

Comme il n'est pas donné à tout le monde de posséder une salle de bains avec appareil d'aspersions et douches, il est bon de décrire une installation très simple, pouvant remplir le même but.

Une baignoire anglaise (tub) en tôle, ou un simple

baquet en bois d'un diamètre de 95 centimètres, est rempli d'eau froide jusqu'à 10 centimètres de hauteur. On saute rapidement dedans, on y fait des mouvements en agitant l'eau et on verse sur chaque épaule un seau d'eau froide de telle sorte que tout le corps soit entièrement mouillé, puis on s'essuie en se frottant vigoureusement à sec.

Si l'on a un aide, il vaut mieux se faire verser par lui un plein arrosoir d'eau froide. Si l'on dispose d'une conduite d'eau avec un tube de caoutchouc, on s'expose au jet direct, ou l'on se fait doucher.

La température de l'eau doit osciller entre 10° et 20°.

La chambre dans laquelle on fait ces ablutions doit toujours être chauffée en hiver. Le moment le plus favorable pour cela est le matin avant de s'habiller, ou le soir avant de se coucher.

Souvent, quand la réaction est faible, on peut néanmoins se servir de l'eau froide de la manière suivante :

Si c'est le matin, on se lève une demi-heure avant, on couvre son lit de façon à conserver la chaleur, puis on entre dans la baignoire, qui est près du lit, et on s'asperge comme il est dit plus haut. Après s'être essuyé rapidement avec une serviette, on se remet au lit une demi-heure.

Si c'est le soir, on commence par se mettre au lit jusqu'à ce qu'il soit suffisamment chauffé par la chaleur du corps. Puis on se baigne, on s'essuie et l'on se couche rapidement.

Si, après le bain froid suivi de frictions énergiques, on conserve une sensation de froid, cela prouve que cette pratique ne convient pas et que le corps possède trop peu de force de résistance. Dans ces cas, il est absolument nécessaire, tant pour les enfants que pour les adultes, de consulter le médecin.

Pendant l'été, les bains de pleine eau où l'on peut

nager dans les rivières ou les lacs sont recommandables. Pour les personnes maladives ou âgées cependant, les bains froids, même en été, ne doivent être pris que sous la surveillance d'un médecin.

Le bain froid ne suffit pas toujours pour la propreté du corps. Il est bon de prendre une fois par semaine un bain chaud et savonneux; mais il faut pratiquer toujours après lui une affusion froide. Le meilleur moyen de s'aguerrir contre les refroidissements est toujours de s'endurcir vis-à-vis d'eux. Chacun doit s'habituer aux difficultés inévitables de la vie.

Pour s'entretenir la peau en bon état, il est recommandé de ne pas garder les mêmes habits de dessous le jour et la nuit. Le mieux est de mettre en se couchant une simple chemise de lin ou de coton qui est bien aérée pendant la journée.

Exercices respiratoires avec mouvements des bras.

Aussitôt que possible il faut apprendre à l'enfant à respirer profondément et plus tard à faire les exercices suivants : Devant la fenêtre ouverte ou au grand air, on prend la position du soldat sans armes. Tout en faisant, la bouche fermée, une inspiration profonde et lente, on lève les bras latéralement jusqu'à l'horizontale; on reste environ 3 secondes dans cette position et puis on fait une expiration rapide en même temps qu'on abaisse les bras.

Peu à peu, on passe à un autre exercice qui diffère du premier par le fait que les bras sont relevés au-dessus de la tête. La figure 11 ci-contre montre la position qu'il faut prendre pendant les deux exercices.

On passe ensuite à une troisième méthode qui demande un peu plus de force et de persévérance; mais il ne faut s'y livrer qu'après avoir pratiqué les deux

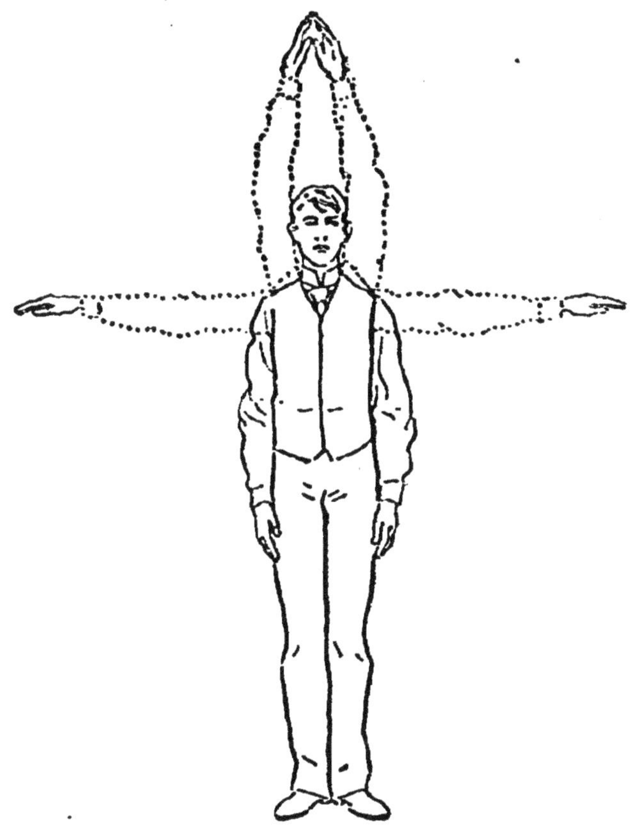

FIG. 11.

premiers chaque jour pendant quelques semaines et avoir constaté que l'état général du patient n'en était pas troublé. On pourrait appeler cet exercice que nous figurons (fig. 12) un exercice de natation dans l'air. Après avoir pris la position militaire comme pour

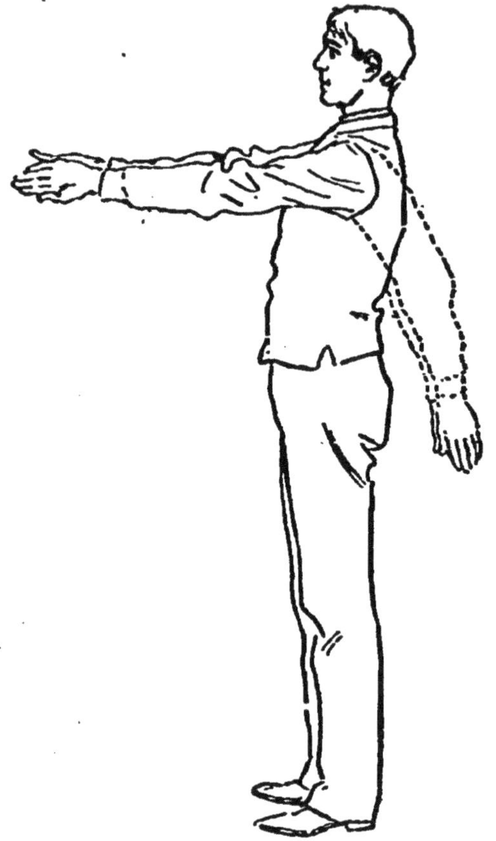

Fig. 12.

les premiers mouvements, on étend les deux bras devant soi de telle sorte que les deux poignets se touchent dos à dos, et pendant qu'on fait une inspiration lente et profonde, les bras décrivent un cercle autour du corps jusqu'à ce que les mains se rencontrent derrière le dos. On reste quelques secondes dans cette position en retenant l'air inspiré. Pendant l'expiration, on ramène les mains en avant. On rend ces mouvements plus faciles en se soulevant sur la pointe des pieds pendant l'inspiration et en revenant à la position naturelle pendant l'expiration.

Exercices respiratoires sans mouvements des bras.

Il arrive cependant qu'on ne peut pas toujours faire ces exercices à l'air libre sans attirer sur soi l'attention des autres. Dans le cas où il serait impossible de faire ces exercices avec mouvements des bras, on a recours à l'exercice respiratoire suivant, qui est un peu plus simple : Quand on marche, que l'on est assis ou en voiture, on fait par le nez une inspiration profonde que l'on accompagne par un haussement et une rotation en arrière de l'épaule. on retient comme d'habitude sa respiration pendant trois ou quatre secondes, puis pendant qu'on fait une expiration, on abaisse l'épaule et on la laisse revenir en avant.

Beaucoup de jeunes gens ou de jeunes filles prennent une attitude courbée. Pour la combattre, il est bon de faire l'exercice suivant : Pendant une inspiration, on se penche en arrière en tenant les mains fixées aux hanches, le pouce en avant, on reste quelque temps et on reprend la position normale pendant l'expiration. La figure 14 montre les attitudes qu'il faut prendre pendant cet exercice.

Comme règle générale, il faut observer ce qui suit : commencer par les exercices les plus faciles (11) et quand on est parvenu à les bien faire, aborder ensuite les plus difficiles (12-14). Il faut s'obstiner à faire six ou sept respirations profondes toutes les demi-heures ou toutes les heures, jusqu'à ce que l'on ait pris l'habitude de respirer régulièrement et profondément. Il faut faire ces mouvements à l'air libre dépourvu de poussières, on doit les éviter quand on est fatigué, comme aussi on ne doit pas les pousser jusqu'à la fatigue.

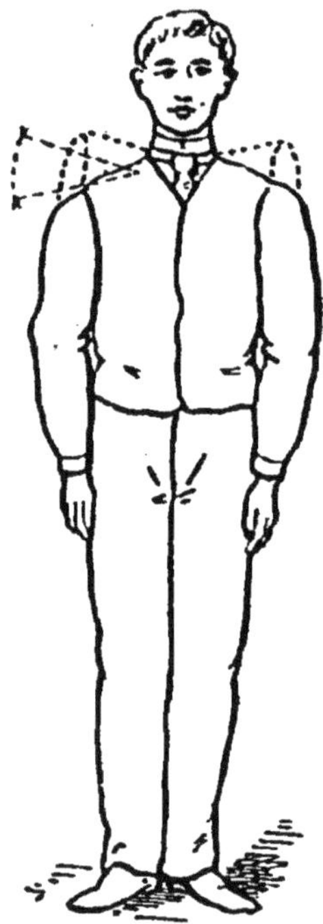

Fig. 13.

La respiration, bouche ouverte, est souvent causée, surtout chez les enfants, par des végétations molles qui occupent l'arrière-gorge (naso-pharynx) et qui empêchent la respiration normale. — Le seul moyen pour rétablir la respiration bien libre est l'intervention chirurgicale. Entre parenthèses, ces opérations sont tout à fait inoffensives; par contre les végétations, si l'on n'a pas recours à l'opération, peuvent

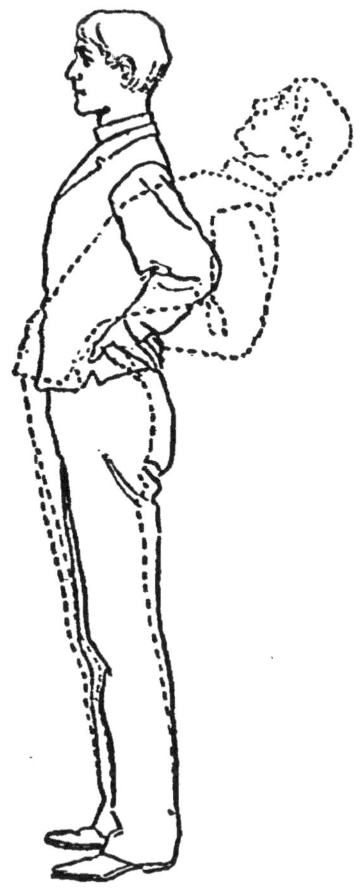

FIG. 14.

amener des troubles de l'ouïe et entraver le développement corporel et intellectuel des enfants.

Les exercices décrits plus haut sont très importants

pour ces enfants qui ont pris l'habitude de respirer par la bouche. Nous voulons citer également quelques autres exercices comme le chant et la déclamation qui développent et tonifient aussi les organes de la gorge.

Voilà pour la journée. Pour la nuit, on doit s'assurer un air libre et pur. C'est une erreur malheureusement trop répandue dans le peuple que l'air de la nuit est dangereux. Par le fait, il est beaucoup plus propre que l'air du jour, surtout dans les grandes villes. Il faut par conséquent toujours garder une fenêtre ouverte soit dans la chambre à coucher, soit dans la chambre voisine, afin de permettre une ventilation suffisante. Naturellement, aussi bien pendant la nuit que pendant la journée, il faut éviter les courants d'air directs et disposer le lit de telle manière que l'air en pénétrant ne vienne pas directement sur le dormeur. Quand cette condition est difficile à remplir, il est bon de se servir d'un écran ou d'un paravent.

Il va sans dire que les individus, héréditairement prédisposés à la tuberculose, doivent toujours penser à séjourner autant que possible dans un air pur et dépourvu de poussières. Le séjour dans les salles où l'on danse ou dans lesquelles on fume, ne leur convient en aucune façon. Le tabac doit être absolument interdit aux jeunes gens tuberculeux.

L'éducation des enfants prédisposés à la tuberculose.

L'éducation des enfants prédisposés à la tuberculose a une très grande importance. Beaucoup d'entre eux n'ont qu'un très petit appétit dès leur naissance. En les soumettant à une règle, en les privant de trop de sucreries, en leur faisant prendre bien régulièrement leurs repas, en réglant leurs fonctions, on peut facilement surmonter leur manque d'appétit. Il faut de très bonne heure leur enseigner à se bien laver les dents après les repas, car une bonne digestion dépend d'un bon état des dents.

De même le peu d'entrain que les enfants montrent pour les jeux, peu d'entrain si fréquent chez les petits candidats à la tuberculose, doit être vaincu par une discipline rigoureuse.

On doit éviter par tous les moyens possibles d'amollir les enfants en leur laissant porter des habits trop chauds, en les confinant dans les appartements. Ils ne doivent pas non plus avoir un programme scolaire trop chargé. La position courbée, trop de travail intellectuel, trop de piano ou de toute autre étude musicale affaiblit le corps du prédisposé à la tuberculose d'une dangereuse manière.

Il faut demander aux jeunes gens des deux sexes de continuer les exercices gymnastiques et les jeunes filles prédisposées, même quand elles sont devenues tout à fait grandes personnes, ne devraient jamais renoncer aux sports à l'air libre.

Toutefois, comme l'exagération en tout est un défaut, les exercices du corps trop violents ou trop prolongés sont nuisibles. Une vie bien réglée, une bonne nourriture, l'abstention de boissons alcooliques, des selles régulières, une propreté parfaite du corps et huit heures de sommeil sont les meilleurs moyens de rester bien portant. Notons encore une fois que les vêtements des jeunes gens en période de croissance doivent être hygiéniques, c'est-à-dire conformes à la raison, et disposés de telle manière qu'ils ne gênent en aucune façon les fonctions des organes, pas plus la digestion que la respiration.

Il ne faut pas oublier dans le choix d'une profession pour un jeune homme prédisposé héréditaire que l'agriculture, l'horticulture ou tout autre métier qui exige le séjour à l'air libre sont les plus propres à transformer ce prédisposé en un individu robuste et à faire de lui un membre utile à la société.

La prédisposition héréditaire n'est pas un obstacle à la guérison complète.

Aux mesures propres à combattre la prédisposition héréditaire à la tuberculose, nous devons ajouter quelques mots sur la possibilité de guérison de la tuberculose.

La vieille opinion, malheureusement trop répandue dans le peuple, qu'un tuberculeux par prédisposition héréditaire n'est pas curable est fausse. Et nous voulons bien mettre en évidence que les chances de guérison sont les mêmes chez les tuberculeux prédisposés héréditairement que chez ceux qui ont acquis la tuberculose accidentellement.

Il y a des centaines de cas de guérisons, aussi bien chez des hommes que chez des femmes, de personnes qui sont parvenues à un âge avancé, alors que leurs parents étaient morts de tuberculose. De même l'opinion que l'on peut hériter directement de la tuberculose est fausse. Si l'on ne peut pas nier que, dans les archives de la science médicale, on trouve quelques cas isolés qui paraissent démontrer une hérédité directe, il faut bien dire que c'est excessivement rare.

La plupart du temps, presque toujours, on peut démontrer que si de petits enfants sont devenus malades, cela tient à ce qu'ils couchaient avec leur mère tuberculeuse ou qu'ils étaient embrassés sur la bouche. Voilà une preuve qu'il est nécessaire de prendre, dès la naissance des enfants, les plus grands soins hygiéniques vis-à-vis d'eux.

§ XIII

COMMENT PEUT-IL SE PRODUIRE OU COMMENT PEUT-ON ACQUÉRIR UNE PRÉDISPOSITION A LA TUBERCULOSE SANS TARE HÉRÉDITAIRE ?

1° Par l'abus des boissons alcooliques ou par d'autres excès ;

2° Par certaines maladies qui affaiblissent la constitution du corps, comme la pneumonie, la fièvre typhoïde, la variole, la rougeole, la coqueluche, la syphilis, la grippe, etc. ;

3° Par certains genres de professions, comme celles d'imprimeurs, chapeliers, tailleurs, tisserands, drapiers et en général toutes les professions où les ouvriers sont exposés aux poussières, comme les boulangers, meuniers, confiseurs, charbonniers, ramoneurs, scieurs, ouvriers en crayons, de même que les vitriers, polisseurs de verre et de métaux.

§ XIV

COMMENT PEUT-ON COMBATTRE CETTE PRÉDISPOSITION OCCASIONNELLE ET COMMENT PEUT-ON RENDRE INOFFENSIVES DES PROFESSIONS DANGEREUSES ?

Ceux qui s'adonnent à l'usage excessif des boissons alcooliques ou aux excès de différentes sortes, les convalescents de maladies graves et ceux qui ont des professions les exposant au danger, doivent éviter les relations avec les tuberculeux. Les buveurs ne peuvent se mettre à l'abri que s'ils changent complètement leurs habitudes vicieuses. Ceux qui, par leur propre faute ou par la faute des autres, ont contracté une maladie vénérienne, doivent se soumettre aussitôt que possible à un traitement médical.

On ne saurait, en effet, trop recommander à tous les affaiblis, que ce soit par l'alcoolisme, les excès ou les maladies, de se soumettre à un traitement hygiénique sévère capable de fortifier leur corps débilité et de leur rendre la force de résistance nécessaire.

Quant à ce qui concerne les ateliers de travail insalubres, particulièrement les grandes fabriques et les usines, c'est aux pouvoirs publics qu'incombe partout le devoir d'intervenir.

Mesures préventives contre les professions dangereuses.

D'après les lois de l'Empire allemand concernant l'industrie, les entrepreneurs et chefs d'industrie sont obligés d'établir et d'entretenir leurs ateliers, leurs machines, leurs ustensiles, d'en régler l'usage de telle manière que la santé des ouvriers soit aussi protégée que puisse le permettre la nature du travail. En particulier on doit veiller à ce que l'air et la lumière arrivent en quantité suffisante. On veille à écarter les poussières, les gaz, les vapeurs produites, en même temps qu'on évacue les déchets. De même on doit prescrire des règles formelles pour que le travail se fasse sans danger et des ordonnances précises sur la conduite qu'ont à tenir les ouvriers. Or la chose est possible et l'on devrait recommander à ceux qui travaillent dans un air chargé de poussières le port de masques respiratoires.

Les ouvriers qui sont exposés à respirer de la poudre de farine devraient se nettoyer très souvent la partie extérieure et la partie intérieure des dents. En enlevant ainsi la poudre de farine qui se dépose sur les dents, on évite la formation de sucre sous l'influence de la salive. Or le sucre fournit un excellent milieu de culture à tous les germes.

Il est bien entendu qu'à de telles mesures la collaboration des ouvriers eux-mêmes est nécessaire et ils peuvent éviter bien des dangers de leurs professions en prenant des précautions personnelles.

Les meilleurs moyens de rester bien portant sont de passer les temps libres à l'air pur et frais, de boire de la bonne eau en quantité suffisante, de ne pas passer ses nuits au cabaret et en général de mener une vie sérieuse.

Les mesures énumérées dans le § XII sous le titre : « Comment peut-on combattre avec succès la prédisposition héréditaire de la tuberculose (exercices respiratoires, usage de l'eau froide, etc.) » sont, bien entendu, très recommandés à ceux qui ont acquis une prédisposition à la tuberculose comme à ceux qui en ont hérité.

§ XV

QU'EST-CE QUE DES PATRONS BIENVEILLANTS ET CONSCIENCIEUX POURRAIENT FAIRE, SOIT DANS LES VILLES, SOIT DANS LES CAMPAGNES, POUR COMBATTRE LA TUBERCULOSE ?

Tous ceux qui occupent une grande quantité d'ouvriers et qui pourvoient à leur logement doivent savoir que les maisons insalubres, humides, obscures sont aptes à propager la tuberculose. Les fondations des maisons qui doivent être habitées par les ouvriers seront sèches et dépourvues de toutes matières sales qui puissent dégager des gaz malsains. On doit particulièrement recommander à cause de cela le terrain sablonneux. Là où il existe de l'eau souterraine à une petite profondeur, il faut essayer de l'éliminer par le drainage ; quand ce n'est pas possible, il faut construire des murs isolants ou des murs de protection.

La maison elle-même doit être bâtie avec de bons matériaux bien secs. Il faut veiller à ce que toutes les chambres qui seront habitées aient assez d'air, de lumière et de soleil, qu'elles puissent être bien chauffées pendant l'hiver et jouissent quand même d'une bonne ventilation. Un établissement de bains devrait se faire dans toutes les usines qui n'en possèdent pas encore, surtout dans les endroits où la colonie ouvrière n'en dispose pas non plus.

De même il est nécessaire que les déchets et les matières contaminées puissent être détruits et rendus inoffensifs.

Des mesures à prendre au point de vue des crachats dans les usines.

Il est bien recommandable de disposer de nombreux crachoirs dans les fabriques et les usines. Dans celles où il en existe et où de petites affiches annoncent que l'action de cracher par terre sera punie, et qu'on congédiera même ceux qui ne se conformeront pas à la défense de cracher, on peut être sûr de lutter avec succès contre la propagation de la tuberculose.

Il faut laisser aux ouvriers le temps nécessaire pour prendre leurs repas régulièrement et à leur aise. Les repas ne devraient jamais être pris dans les ateliers, il faudrait des locaux spéciaux et, si l'emplacement le permettait, il serait bon que les réfectoires fussent entourés de jardins, pour que les ouvriers puissent après leur repas se promener quelques instants à l'air libre.

Il faut toujours leur conseiller de bien se laver les

mains avant de manger, et on doit veiller à ce qu'il y ait une installation suffisante pour leur permettre de le faire.

Tous les locaux où l'on travaille doivent être très bien ventilés et après les heures de travail il faut régulièrement établir des courants d'air dans les salles.

Les patrons qui n'ont que peu d'ouvriers sous leurs ordres doivent s'efforcer de procéder de même, et ils ne doivent pas oublier qu'un apprenti bien portant est un meilleur aide qu'un ouvrier maladif.

§ XVI

QUE PEUVENT FAIRE LES AGRICULTEURS POUR RÉDUIRE LA TUBERCULOSE DES ANIMAUX ET PAR CONSÉQUENT POUR EN EMPÊCHER INDIRECTEMENT LA PROPAGATION AUX HOMMES?

Le fermier dans les campagnes doit être tout aussi soucieux du bon logement de ses aides et du bon état de leur santé que le patron des villes. Cependant l'habitant de la campagne, surtout quand il possède des vaches, peut encore lutter efficacement contre la propagation de la tuberculose parmi les animaux.

Chacun de ceux qui font de l'élevage doit être renseigné sur la nature de la tuberculose chez les animaux, autrement dit de la tuberculose bovine.

Manière dont se propage la tuberculose chez les vaches.

Ici tout comme chez l'homme c'est le bacille de la tuberculose qui en est la cause. La tuberculose est très répandue parmi les vaches. Elle débute comme chez l'homme par de légers troubles de l'état général. La manière dont se fait la transmission du bacille de l'homme à l'animal et de l'animal à l'homme a été exposée plus haut. La contagion entre les animaux se fait de la manière suivante :

1° Par de petites particules liquides lancées par un accès de toux et portées par l'air ;

2° Par les excrétions intestinales tuberculeuses ;

3° Par les sécrétions des organes génitaux ;

4° Par le lait quand les mamelles de l'animal sont tuberculeuses ou que l'animal est atteint d'infection généralisée ;

5° Par transmission directe de la vache au veau avant la naissance de celui-ci.

Épreuve par la tuberculine.

Nous avons déjà dit que beaucoup de fermiers font examiner régulièrement leurs vaches à la tuberculine.

La tuberculine est un extrait glycérineux des bacilles de la tuberculose trouvée aussi par le Pr R. Koch, et qui, injecté en petite quantité sous la peau des animaux malades, produit en quelques heures certains signes des maladies aiguës, tandis que les animaux sains ne réagissent pas du tout.

L'épreuve de la tuberculine nécessite beaucoup de prudence et ne doit être fait que par un vétérinaire bien instruit.

Comme une étude détaillée de la tuberculose des animaux ne rentre pas dans le cadre de cette brochure, nous allons nous contenter de donner quelques conseils généraux à ceux qui se livrent à l'élevage des vaches.

Hygiène des écuries.

Une fois qu'après l'épreuve de la tuberculine les

animaux tuberculeux ont été séparés des animaux sains et que les écuries et les ustensiles ont été soumis à une désinfection et à un nettoyage complets, il faut veiller à faire disparaître les poussières et les toiles d'araignées des écuries.

Les licous, les jougs et les auges doivent être très souvent nettoyés à l'eau chaude. Il faut veiller à ce que le fumier soit enlevé chaque jour et à ce que l'aération soit faite. Les animaux ne doivent pas avoir la tête trop près l'un de l'autre. Plus il y aura de place pour chaque bête et moins il y aura de danger de contamination, car ce que nous avons dit à propos de la propagation chez l'homme est vrai aussi pour les animaux. Eux aussi ont besoin de lumière et d'air dans leurs écuries. Il leur faut du mouvement au grand air et de la propreté.

Il va sans dire que les hommes tuberculeux à quelque stade de la maladie qu'ils se trouvent ne doivent pas visiter les écuries. Le métier de vachère fait par des femmes tuberculeuses présente certainement des dangers.

Il est défendu de cracher sur le sol des écuries tout comme dans les habitations humaines. Si dans le personnel de la ferme une maladie quelconque se déclare, si la diarrhée ou la fièvre éclate, il faut immédiatement consulter un médecin.

Comme mesure de précaution générale, on doit encore nettoyer à l'eau chaude les vases à lait chaque fois qu'ils ont servi.

La tuberculose des porcs et ses symptômes.

La tuberculose des porcs n'est pas si rare qu'on le croit généralement. Mais tandis que la tuberculose des vaches ne se fait pas immédiatement reconnaître par un amaigrissement considérable, attendu que bien que tuberculeuses elles peuvent encore engraisser, les porcs, au contraire, diminuent tout de suite dans de fortes proportions. Et souvent ces animaux sont abattus et leur viande est vendue pour la charcuterie. Le danger pour le consommateur est évident, d'autant qu'il y a des pièces de charcuterie qui ne sont pas bouillies. La tuberculose est plus fréquente chez les jeunes pourceaux; elle atteint surtout le ventre et les intestins.

Les signes de la maladie sont, comme nous l'avons déjà dit, un amaigrissement rapide auquel se joint une pâleur de la muqueuse buccale, de la diarrhée et des flatuosités (gaz dans les intestins).

Si la maladie revêt la forme de tuberculose pulmonaire, elle se caractérise alors par de la toux et des nausées. Un symptôme fréquent de la tuberculose porcine est le gonflement des glandes du cou.

Les signes qui permettent de reconnaître, après dépeçage, que l'animal présentait de la tuberculose intestinale sont de petites ulcérations très nombreuses qui se voient sur la paroi intérieure des intestins. Il en est de même pour le poumon. Dès que la tuberculose est constatée chez des porcs, il faut les isoler et consulter un vétérinaire, qui doit veiller à faire détruire la viande tuberculeuse et à imposer des mesures radicales.

Les mesures préventives contre la tuberculose des porcs se comprennent aisément quand on connaît le mode de transmission. Le pourceau peut être infecté par la truie tuberculeuse. Le plus souvent la tuberculose éclate chez les porcs à la suite d'ingestion de lait ou de résidus de beurre et de fromage provenant de vaches tuberculeuses. Mais on connaît des cas où des porcs sont devenus tuberculeux après avoir absorbé des crachats d'individus tuberculeux.

Tuberculose des chevaux et des chèvres.

La tuberculose des chevaux est difficile à reconnaître pour des profanes. Il faut penser à la tuberculose quand le cheval, tout en gardant bon appétit, maigrit, se fatigue facilement, s'essouffle et surtout quand il présente en même temps une température élevée et de la polyurie. Emission abondante de l'urine. Il est bon, en semblable circonstance, d'isoler l'animal jusqu'à l'arrivée du vétérinaire.

La tuberculose des chèvres est rare. Dans les cas peu nombreux où l'on a trouvé chez elles de la tuberculose intestinale, on pouvait découvrir, comme cause de l'infection, l'absorption de lait provenant de vaches tuberculeuses.

§ XVII

QUELLES SONT LES PROFESSIONS QUE NE DEVRAIENT JAMAIS EXERCER UN TUBERCULEUX, MÊME AU DÉBUT DE SA MALADIE?

Il y a des professions, comme par exemple celles qui permettent le séjour au grand air et ne demandent pas en même temps de trop grands efforts physiques, que l'on pourrait permettre aux malades tuberculeux, tant dans leur propre intérêt, que dans l'intérêt de leur entourage. Cependant il en est que le tuberculeux ne devrait jamais exercer. Ainsi, et comme conclusion aux chapitres précédents, celle de garçon ou fille de ferme qui pourraient répandre la maladie, celle de cuisinier, laitier, boucher, boulanger, pâtissier et d'une manière générale toutes les professions qui touchent à la manutention aux vivres. La manipulation du pain ou des gâteaux par les boulangers ou les pâtissiers tuberculeux est particulièrement dangereuse. La possibilité de contagion par ce moyen est évidente quand on pense par combien de mains passe le pain avant d'être mangé et qu'on ne le nettoie jamais avant.

La pratique de quelques boulangers qui ont l'habitude d'envelopper d'une feuille de papier le pain qui sort du four alors qu'il est encore tout chaud est une coutume très louable et très hygiénique. La plus grande propreté doit régner partout où l'on vend et où l'on manipule les vivres.

Il faut encore dire que certaines professions comme celles de tailleurs de pierre ou d'ouvriers en tabac sont très exposées à la tuberculose (voir § XIII). Il s'ensuit que les tuberculeux doivent les éviter dans leur propre intérêt.

§ XVIII

QUELS SONT LES SYMPTOMES DE DÉBUT OU PREMIERS SIGNES DE LA TUBERCULOSE COMMENÇANTE?

Les signes du début sont souvent si cachés et surviennent si sournoisement que bien souvent ils échappent au malade lui-même et à son entourage; or comme le traitement et la guérison dépendent beaucoup du diagnostic précoce de cette maladie, nous voulons indiquer quels sont les signes prématurés que des profanes eux-mêmes pourraient reconnaître.

La conformation du corps des individus prédisposés à la tuberculose est caractérisée souvent par l'étroitesse de la poitrine et une attitude courbée. S'il est vrai que souvent on observe un amaigrissement progressif et une diminution du poids, ce n'est pourtant pas la règle, car il y a des tuberculeux qui conservent bonne mine au commencement de leur maladie.

Une pâleur de la peau avec coloration des joues est un signe précoce que l'on voit assez souvent. Presque toujours aussi les prédisposés sont très sujets au refroidissement.

Le caractère se modifie également quand la tuberculose commence. On note souvent une aversion pour le travail, les plaisirs ou les occupations auxquelles les malades s'adonnaient volontiers autrefois. De même il se produit une lassitude générale, un état fébrile avec toux légère le matin ou le soir, troubles de la digestion, manque continuel d'appétit, palpitations, douleurs dans la poitrine, et ces symptômes ont une grande importance, quoiqu'ils puissent survenir isolément dans d'autres maladies. En tout cas, leur apparition doit être une invitation pour tous, prédisposés ou non, à aller consulter le médecin. *Et c'est ce que doivent faire toujours ceux qui toussent ou toussotent continuellement.*

L'art médical a fait des progrès suffisants pour pouvoir reconnaître sans difficultés la tuberculose au début. Par conséquent l'avis du médecin pourrait donner des garanties à la guérison, en cas de maladie, et la tranquillité, dans le cas contraire.

§ XIX

QUELS SONT LES SYMPTOMES PRÉCOCES DES AUTRES FORMES DE LA TUBERCULOSE?

L'état général dans une tuberculose de la gorge est à peu près le même que celui décrit par nous pour la tuberculose pulmonaire, au début seulement il s'y ajoute encore de l'enrouement avec raucité de la voix.

Les symptômes précoces de la tuberculose des os

ou des articulations sont pour la jambe une légère claudication, et pour le bras un sentiment de lassitude ou de faiblesse. Si l'on presse légèrement sur la région des articulations on peut éveiller facilement de la douleur.

Si c'est la colonne vertébrale qui est atteinte, les symptômes dépendent de l'endroit où la maladie s'est localisée. Si c'est au cou par exemple on peut observer de la difficulté pour avaler, pour respirer, avec une petite toux sèche. Si c'est la partie dorsale qui est touchée on peut voir survenir une sensation de constriction autour de la poitrine accompagnée parfois par des troubles de la digestion. Si le foyer du mal se trouve aux vertèbres lombaires il se produit assez souvent de l'irritabilité du côté de la vessie et de l'intestin avec envie fréquente d'uriner et douleurs irradiées dans les cuisses. Il est évident que dans ce cas ce n'est que par un traitement énergique médical et chirurgical qu'il est possible d'éviter au malade les déformations.

La tuberculose des os et des articulations survient surtout pendant l'enfance, de même du reste que la forme de tuberculose connue sous le nom de scrofulose.

Un teint pâle, une peau flasque, des muscles faibles, la tuméfaction des glandes, des éruptions cutanées (scrofulides), des maux d'yeux et d'oreilles, tels sont les symptômes précoces de cette forme, heureusement plus légère et très souvent curable.

§ XX

COMMENT PEUT-ON PROTÉGER LES PETITS ENFANTS DE LA TUBERCULOSE ?

Tout ce qui a été dit relativement à la prophylaxie de la tuberculose, comme ce que nous allons dire, s'applique aux enfants. — Cependant il est bon, puisque le lait est leur nourriture principale, de se préoccuper de leur en donner d'absolument sain (voir § VII). Il y a encore d'autres dangers de contagion pour les enfants. Ainsi quand une mère tuberculeuse embrasse son enfant sur la bouche, lui prépare sa nourriture, emploie sa cuillère pour goûter la bouillie qu'elle prépare, ou savoir si celle-ci n'est pas trop chaude, elle transmet inconsciemment de bouche à bouche les germes de la maladie à l'enfant.

L'enfant jouant souvent sur le plancher peut, en se trouvant tout près du sol, respirer facilement de l'air chargé de bacilles de la tuberculose et devenir phtisique par inhalation; ou bien encore l'enfant qui touche à tout, porte à sa bouche ses doigts qui ont pu s'infecter, et il peut se produire ainsi chez lui une tuberculose par ingestion. Il arrive encore qu'avec des ongles contaminés l'enfant s'égratigne, ou se fasse de petites plaies en se fourrant les doigts dans le nez. Une tuberculose par inoculation peut s'en suivre, comme un lupus par exemple (tuberculose de la peau).

Pour éviter de semblables modes de contagion, la plus grande propreté est à recommander à toutes les personnes tuberculeuses et les phtisiques devraient séjourner aussi peu que possible dans la chambre des enfants. Nous l'avons dit déjà, on ne devrait jamais laisser embrasser les enfants sur la bouche. Il faut enseigner aux enfants à ne jamais embrasser les étrangers, ou tout au moins à embrasser le moins possible et sur les joues.

Le plancher doit être entretenu parfaitement propre dans les chambres où jouent les enfants et les tapis doivent en être proscrits. Les mains et les doigts des petits enfants doivent être entretenus dans un état de minutieuse propreté. On devrait faire une loi qui défende de cracher sur les places où jouent les enfants. Il serait également désirable que ces places fussent chaque jour recouvertes de sable neuf ou tout au moins entretenues très propres et sans poussières.

§ XXI

LA TUBERCULOSE SURTOUT QUAND ELLE AFFECTE LA FORME DE TUBERCULOSE PULMONAIRE PEUT-ELLE ÊTRE GUÉRIE ?

Les hommes célèbres guéris de la tuberculose.

A cette question on peut répondre par un gros **oui** décisif.

Parmi les hommes célèbres du passé qui furent examinés dans leur jeunesse par des médecins habiles et consciencieux, reconnus par eux tuberculeux, et qui sont cependant arrivés à un âge très avancé après avoir mené une vie pleine d'activité nous pouvons citer le grand poète Gœthe.

Les deux célèbres médecins Brehmer et Dettweiler auxquels nous devons la méthode de traitement hygiéno-diététique de la tuberculose (dans les établissements spéciaux pour phtisiques) étaient tuberculeux dans leur jeunesse.

Le grand Brehmer mort en 1885, après avoir dirigé, pendant 30 ans le sanatorium de tuberculeux qu'il a fondé à Görbersdorf ; Brehmer, qui a guéri ou amélioré avec le plus beau succès tant de tuberculeux, rentre aussi dans cette catégorie. Le conseiller privé Dr Dettweiler qui a dirigé pendant 25 ans la maison de cure de Falkenstein jouit encore d'une excellente santé.

François Coppée, le poète contemporain, se fait un

plaisir de raconter comment il y de cela quelques vingt ans les compagnies ont refusé de l'assurer sur la vie, les médecins l'ayant trouvé phtisique. Combien ces compagnies doivent-elles aujourd'hui être vexées d'avoir manqué un aussi bon client et un aussi grand nombre de primes.

Péan, le grand chirurgien français, était tuberculeux dans sa jeunesse et néanmoins il est mort à 65 ans, laissant un renom enviable de grand opérateur. Il y a de même des milliers de personnes qui ont été tuberculeuses et sont maintenant bien portantes; il y en a également des milliers qui se trouvent dans un état de santé suffisamment bon pour vaquer à leurs occupations.

Les succès obtenus dans les sanatoriums pour tuberculeux.

Les statistiques établies dans les sanatoriums de tuberculeux montrent que 25 pour 100 des malades sortent guéris; 40 pour 100, très améliorés sont capables de reprendre le travail.

§ XXII

LES INDIVIDUS SORTANT DES SANATORIUMS COMME GUÉRIS SONT-ILS VRAIMENT GUÉRIS POUR TOUJOURS?

Nous avons montré dans le chapitre précédent que la guérison définitive de la tuberculose est possible et nous avons cité plusieurs personnages illustres qui avaient été tuberculeux dans leur jeunesse et qui menèrent pourtant une vie très active et parvinrent à un âge avancé.

Statistiques de Dettweiler, Wolf, Hauffe, von Ruck et Baldwin.

Nous allons donner ici quelques statistiques publiées dans ces dernières années sur la durée des guérisons obtenues dans les sanatoriums.

D'après Dettweiler, sur 99 malades qui quittèrent le sanatorium étant considérés comme guéris, 72 d'entre eux, au moment de l'enquête, se déclaraient avec joie en parfaite santé bien qu'ils eussent quitté le sanatorium depuis 3 ou 5 ans. D'autres malades au nombre de 15 avaient eu des rechutes mais 12 d'entre ces derniers pouvaient être améliorés. Enfin 12 autres malades étaient morts.

Wolff constata que sur 95 malades qui avaient quitté l'établissement de Brehmer, 5 étaient encore vivants depuis 21 à 29 ans, 52 depuis 12 à 21 ans et 38 depuis 7 à 12 ans.

Von Ruck nous rapporte que sur 650 malades qui ont quitté depuis un an ou trois ans son institut d'Asheville, dans l'Amérique du Nord, 457 répondirent par eux-mêmes ou par leurs parents à son enquête. Sur ces 457 malades, 67 étaient tout à fait bien portants, 70 relativement bien portants, 258 améliorés, 62 avaient vu leur état empirer ou étaient morts.

Hauffe écrivit en 1891 à 324 malades qui avaient quitté le sanatorium de Saint-Blasien entre 1879 et 1889.

Il y en eut 46 qui ne répondirent pas, 5 étaient morts, 12 aggravés, 201 relativement bien portants et 72 absolument guéris.

Baldwin rapporte qu'au sanatorium d'Adirondack aux Etats-Unis on entretenait une correspondance permanente avec 115 malades. La plupart de ceux-ci.

qui avaient quitté la maison de cure dans les dernières années, étaient rentrés chez eux où ils travaillaient et se trouvaient bien. Un petit nombre seulement parmi eux avaient eu des rechutes.

Si ces chiffres ne sont pas tout à fait concordants, cela tient à ce que certains sanatoriums comme le dernier par exemple ne reçoivent les malades qu'à la période de début. Ils donnent cependant une perspective pleine d'espoir et permettent de répondre à la question : *la tuberculose peut-elle être guérie d'une manière durable, par un* **oui** *décisif.*

Preuves pathologiques de la guérison.

En dehors des vivants, les morts eux aussi nous donnent les preuves de la curabilité de la tuberculose pulmonaire.

C'est ainsi qu'on trouve des cicatrices de tuberculose guérie, sur les cadavres de sujets morts de maladies diverses.

Les statistiques donnent le chiffre de 25 pour 100 comme la proportion des tuberculoses guéries et découvertes seulement à l'autopsie.

D'autres formes de la tuberculose guérissent tout aussi bien, surtout par un traitement appliqué en temps opportun et d'une manière continue. La scrofule, comme la tuberculose des os et celle des articulations peuvent être, surtout chez des enfants, traités avec succès. Et il est surprenant de voir quels résultats ont donné dans ce sens les sanatoriums marins de France, d'Allemagne, d'Angleterre, de Hollande et d'Italie. D'après un rapport fait sur cette cure marine par le secrétaire général de la société pour les sanatoriums marins allemands, le pourcentage des guéris est presque de 50 pour 100.

Il n'est pas exagéré de dire que de toutes les maladies chroniques, la tuberculose est, à notre époque la plus curable et celle qui guérit le plus souvent.

Après cette consolante notion de la curabilité de la tuberculose en général et de la tuberculose pulmonaire en particulier, nous devons nous demander:

§ XXIII

DE QUELLE MANIÈRE GUÉRIT-ON A NOTRE ÉPOQUE LA TUBERCULOSE OU PHTISIE PULMONAIRE?

On ne guérit aujourd'hui la tuberculose ni par les charlatans, ni par les médicaments secrets, ni par les remèdes des bonnes femmes mais en mettant à profit, d'une manière scientifique, tous les moyens naturels qui sont à notre disposition comme l'air, le soleil, l'eau, la bonne nourriture en quantité suffisante (lait, viande, légumes, fruits, etc.) et en employant certains médicaments, quand ces moyens hygiéno-diététiques ne suffisent pas à eux seuls à vaincre la maladie.

Seul un médecin bien instruit peut exercer une surveillance sérieuse auprès d'un poitrinaire et intervenir immédiatement quand de nouveaux symptômes se montrent ou que les symptomes déjà existants ne disparaissent pas assez vite et s'aggravent. Seul il peut ordonner les boissons et les mets appropriés. Aussi voulons-nous, de prime abord, aviser le malade que le plus beau climat et la meilleure station de cure ne peuvent pas guérir un tuberculeux, s'il ne se plie pas absolument à la direction que lui donne son médecin.

Parfois les tuberculeux se sentent tellement bien qu'ils pensent pouvoir, non seulement se soustraire à la surveillance médicale, mais encore prendre des distractions, faire des excès ou vaquer à leurs occupations comme s'ils étaient bien portants. Combien de tuberculeux ont payé d'une grave rechute une telle légèreté, alors qu'ils étaient en pleine voie de guérison.

De l'importance de la surveillance médicale pendant la cure.

Bien persuadé que la tuberculose est curable et convaincu que, sous la surveillance constante d'un médecin, un traitement hygiéno-diététique pratiqué dans des établissements destinés aux seuls tuberculeux devait être facile et couronné de succès, un médecin de génie, H. Brehmer, eut en 1859 l'idée de créer à Görbersdorf le premier sanatorium pour tuberculeux. Brehmer pensait encore qu'une certaine altitude au-dessus du niveau de la mer et des conditions climatiques toutes spéciales sont nécessaires pour qu'on puisse arriver à de bons résultats dans un sanatorium de cette sorte. L'expérience de ces dernières années a démontré que les sanatoriums situés dans des régions dépourvues de conditions climatiques spéciales donnent des résultats tout aussi bons que les maisons de cures bâties dans des endroits spéciaux.

Pour donner aux profanes une idée de ce qu'on entend aujourd'hui sous le nom établissement réservé aux tuberculeux ou sanatorium, nous allons consacrer le chapitre suivant à une note explicative.

§ XXIV

QU'EST-CE QU'UN SANATORIUM MODERNE POUR TUBERCULEUX? L'EXISTENCE D'UN SANATORIUM DE TUBERCULEUX EST-IL UN DANGER POUR LE VOISINAGE?

Un sanatorium moderne pour tuberculeux est un asile construit dans une région salubre, où l'air est pur de poussières, et dans lequel sont reçus, pour être traités, les seuls malades qui souffrent de la tuberculose pulmonaire ou laryngée. Partout (à l'intérieur et à l'extérieur de l'édifice) s'exerce la surveillance la plus attentive pour que ni les employés, ni les visiteurs, ni les voisins de l'asile ne puissent s'infecter, pour que les malades eux-mêmes ne puissent pas subir de réinfection. Les précautions dont nous avons parlé au §§ 4 et 5 pour désinfecter les crachats sont toujours scrupuleusement appliquées dans ces établissements. Une infraction volontaire à ces mesures a pour conséquence le renvoi immédiat du malade.

Les mesures hygiéniques sont si sévères dans les sanatoriums modernes pour tuberculeux qu'on peut affirmer être exposé là, moins que partout ailleurs, à devenir tuberculeux. Il est tout à fait exceptionnel de voir un médecin, un garde malade ou un employé de sanatorium contracter la tuberculose.

Voilà bien la meilleure preuve qu'on peut se protéger de la contagion et que le médecin et le malade peuvent collaborer à la lutte contre le plus grand ennemi de l'humanité.

Diminution de la mortalité par tuberculose dans les villages de Falkenstein et Görbersdorf.

Il est une observation qui n'est pas moins intéressante; c'est celle-ci :

Dans les localités où il existe des sanatoriums, les habitants du pays imitent volontiers les mesures hygiéniques suivies par les malades qui occupent ces établissements et ils diminuent ainsi sans s'en douter la mortalité par tuberculose de ces localités.

Nous allons citer un peu plus bas des chiffres parus dans les actes officiels de Falkenstein et de Görbersdorf afin de répondre à cette question, d'une si grande importance pour le bien du peuple et pour l'existence des sanatoriums, qui consiste à demander *si les sanatoriums pour tuberculeux ne constituent pas un danger pour le voisinage,* nous répondrons par un **non** catégorique.

A Görbersdorf la mortalité par tuberculose a été :

En 1790-1795, de	14	pour 100.	En 1840-1849, de	6	pour 100.
1800-1809,	5	—	1850-1859,	7	—
1810-1819,	9	—	1860-1869,	4	—
1820-1825,	9	—	1870-1875,	5	—
1830-1535,	8	—	1880-1885.	5	—

Le sanatorium fut ouvert en 1857 et depuis la population de Görbersdorf a doublé.

Dans la ville de Falkenstein la mortalité par tuberculose a été :

AVANT L'OUVERTURE DU SANATORIUM			APRÈS L'OUVERTURE DU SANATORIUM		
En 1856-1858, de	17,2	pour 100.	En 1877-1879, de	17,0	pour 100.
1859-1861,	7,7	—	1880-1883,	14,6	—
1862-1864,	22,6	—	1883-1885,	6,0	—
1866-1867,	14,0	—	1886-1888,	5,0	—
1868-1870,	16,7	—	1889-1891,	13,9	—
1871-1873,	21,0	—	1891-1894,	15,1	—
1874-1876,	33,3	—			

Cure d'air permanente.

Dans les sanatoriums les malades vivent pour ainsi dire nuit et jour au grand air. Pendant la journée ils sont couchés sur de chaises longues, confortables ou bien ils se promènent et font des exercices de gymnastique pulmonaire. Il est vraiment surprenant de voir comment les tuberculeux s'habituent facilement à ce qu'on appelle la cure d'air permanente. Les variations de température, le froid, la pluie et même le vent, quand il n'est pas trop fort, empêchent rarement les malades de rester étendus à la galerie de cure.

Les médecins de sanatorium ont souvent remarqué à ce sujet que les changements de température n'ont presque pas d'influence sur les tuberculeux dont l'éducation est faite. En sorte que la cure de repos au sanatorium peut être faite aussi bien en hiver qu'en été, aussi bien par la pluie que par le soleil. Si le temps est un peu froid, les malades s'enveloppent dans des couvertures ou des fourrures.

Le Dr Andvord, médecin directeur du sanatorium de Tonsaasen, en Norvège, rapporte que ses malades font la cure à l'air libre pendant 5 ou 6 heures par une température de 28° au-dessous de zéro et s'en trouvent néanmoins assez bien.

Nous donnons ci-joint une gravure représentant la galerie de cure d'un sanatorium (fig. 15) et une autre gravure montrant la cure de repos dans une forêt avoisinant un sanatorium (fig. 16). Comme on le voit sur ces gravures les malades paraissent bien disposés et joyeux. Il ne faut pas s'imaginer qu'un sanatorium pour tuberculeux soit un endroit triste et silencieux.

La plupart des malades avancent plus ou moins vite vers une guérison sûre, ce qui les rend heureux et joyeux, et ils communiquent leur état d'âme aux autres pensionnaires.

La discipline dans les sanatoriums.

La discipline dans les sanatoriums n'a rien d'effrayant. Elle est nécessaire pour que les mesures hygiéniques nécessaires à l'intérêt des malades soient suivies.

Les médecins et les employés, à peu près sans

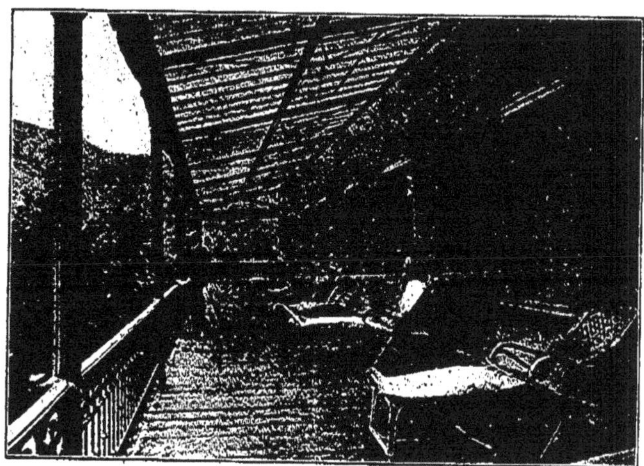

Fig. 15.

exception, ont le dévouement, l'indulgence et la patience utiles à l'accomplissement de leur devoir, mais il arrive parfois que le médecin soit obligé de faire respecter son autorité quand le bien-être du malade ou de l'entourage le réclame.

Un sanatorium doit être non seulement pour le tuberculeux une maison de cure ; mais encore une école. Et, en partant, le malade emporte comme un don précieux les instructions qui lui ont été données par les médecins et qui lui permettent désormais de se protéger lui-même contre l'infection et de ne pas contaminer les autres. Il sait éviter les refroidissements et il sait aussi ce qu'il faut faire pour ne pas perdre mais augmenter encore les forces qu'il a tout récemment acquises et il profite encore d'autres conseils importants. Le médecin du tuberculeux, au sanatorium ou chez lui doit toujours être le confident et l'ami du malade. Dans toutes les questions comme le mariage, les rapports sexuels, les suites de couches, etc., le malade tuberculeux doit s'adresser au médecin avec la plus grande confiance. Beaucoup de malheurs familiaux peuvent être évités en prenant et en suivant les conseils du médecin.

On donne une grande importance dans les sanatoriums à l'abondance de la nourriture. Les repas principaux sont pris dans de grandes salles à manger bien aérées. Les petits repas au contraire sont pris sur les terrasses. En dehors des repas beaucoup de malades, pour gagner rapidement des forces, boivent encore du bon lait frais.

Les tuberculeux sont examinés à leur arrivée et à des intervalles réguliers pendant leur séjour. Chaque jour le médecin en chef et son assistant ont leurs heures de consultation et en dehors de cela chaque malade a le droit de consulter le médecin si les circonstances l'exigent.

Les malades gravement atteints sont examinés

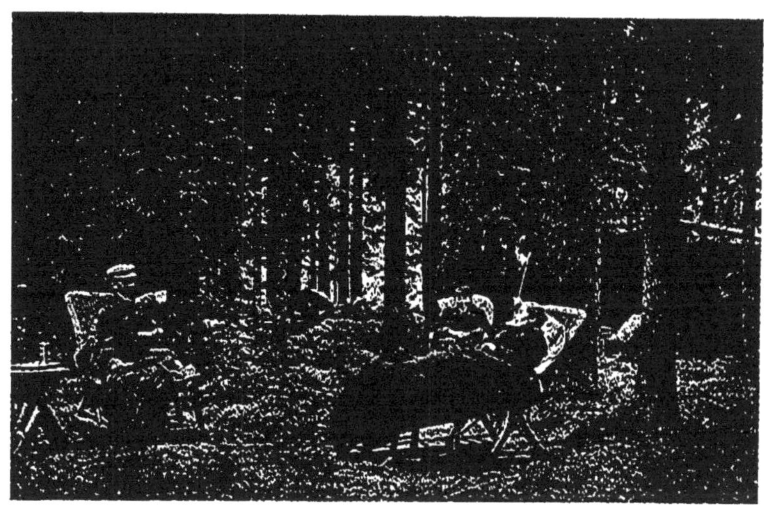

FIG. 16.

deux fois par jour dans leur chambre par les médecins.

Les installations hydrothérapiques se trouvent généralement aux étages inférieurs du bâtiment central ou dans un bâtiment annexe du sanatorium.

Une pharmacie, un laboratoire, une salle spéciale pour le traitement des maladies de la gorge sont les compléments importants d'un grand sanatorium.

On a créé pendant ces dernières années, grâce aux efforts des médecins, des pouvoirs publics, des princes généreux et des philanthropes, un grand nombre de sanatoriums populaires pour tuberculeux, afin que les indigents puissent profiter des bienfaits du traitement au sanatorium, tout aussi bien que les classes aisées.

§ XXV

QU'EST-CE QU'UN SANATORIUM POPULAIRE ? LA LUTTE CONTRE LA TUBERCULOSE EN FRANCE ? (1).

Un sanatorium populaire ne se distingue pas d'un sanatorium pour riches, tel que nous l'avons décrit dans le chapitre précédent : on y trouve les mêmes bâtiments, le même traitement, la même administration. On a donné le nom de sanatoriums populaires aux maisons de cure qui reçoivent les tuberculeux pauvres aux frais des caisses créées par les compagnies d'assurances ouvrières allemandes.

La grande législation politique et sociale de l'empereur Guillaume I qui est entrée en vigueur le 17 novembre 1881 a donné d'une manière inattendue

(1) La deuxième partie de ce paragraphe « La lutte contre la tuberculose en France » est la portion ajoutée et annotée par le Dr Sersiron.

tous les moyens nécessaires pour permettre aux tuberculeux des classes pauvres ravagées par la tuberculose de bénéficier du traitement au sanatorium.

D'après la loi de l'assurance contre l'invalidité du 1er janvier 1900, 13 millions (sur 53 millions) d'habitants seront assurés contre l'invalidité due aux maladies internes. Comme ces 13 millions possèdent à peu près 20 millions de parents, il se trouvera que cette loi étendra ses bienfaits et donnera son appui en Allemagne à 33 millions d'habitants.

D'après le § 18 de la loi, les compagnies d'assurance des États peuvent prendre à leur compte les dépenses nécessaires pour prévenir par un traitement approprié la menace d'une incapacité de travail. Autrement dit, pour le cas qui nous occupe, quand la capacité au travail d'un ouvrier paraît menacée par la tuberculose, la compagnie d'assurances peut ordonner à ses frais un traitement dans un sanatorium populaire. C'est ce qui se passe dans une proportion toujours croissante depuis ces dernières années et la statistique nous montre que beaucoup d'ouvriers tuberculeux ont recouvré la santé et la faculté de travailler. Les succès qu'on obtint ainsi furent d'autant plus rapides et plus durables que les médecins des assurances envoyaient leurs malades aussitôt que possible dans les sanatoriums.

Encouragées par ces résultats et par le bénéfice qu'elles retiraient indirectement de cette méthode, un grand nombre de compagnies d'assurances des États se sont décidées à fonder des sanatoriums populaires.

Indépendamment de cela, partout dans l'Empire il existe encore des sociétés pour les sanatoriums, qui construisent des sanatoriums populaires, et reçoivent les tuberculeux assurés, pour la somme de 3 marks par jour à elles payés par les compagnies d'assurances.

Aussi, dès que les sanatoriums en construction ou en projets auront été mis à la disposition du public l'Empire allemand sera régulièrement pourvu de sanatoriums populaires suffisants pour soigner pendant 3 mois de 20 000 à 25 000 tuberculeux nécessiteux.

Quoique la France possède déjà un certain nombre de sanatoriums populaires, elle ne peut satisfaire à tous les besoins et permettre à tous ses poitrinaires indigents de profiter des bienfaits du traitement dans ses sanatoriums. Nous souhaitons que la belle entreprise au profit de tuberculeux indigents ainsi commencée soit continuée assidûment par des bienfaiteurs amis de l'humanité et nous allons montrer dans le chapitre suivant que de semblables institutions et de telles mesures hygiéniques peuvent lutter avec succès contre la tuberculose considérée comme maladie du peuple. Mais auparavant nous allons dire quelques mots de ce qui a été fait en France pour lutter contre la tuberculose du peuple. — Nous citons les paroles de M. le Pr Brouardel et du Pr Landouzy.

La lutte contre la tuberculose en France.

Il est incontestable, dit Brouardel (1), que la connaissance du danger de la tuberculose, de la possibilité d'y parer est partie de France.

Les premiers congrès de la tuberculose ont eu lieu à Paris; mais, il faut l'avouer, ils n'ont eu aucun retentissement; nous étions entre nous, médecins ou bactériologistes, et nous n'avions pas grand'peine à nous persuader nous-mêmes. Comme conséquence des travaux faits par Villemin en 1865, nous savions que la tuberculose est contagieuse, nous savions de même qu'elle est évitable, qu'elle est la plus curable des maladies chroniques. Mais nos affirmations, nos publications, ne dépassaient guère le cercle médical.

Le Congrès de Berlin, en 1899, a montré pour la première fois l'association des pouvoirs publics et des

---

(1) Interview de *l'Éclair*, 2 août 1901.

hygiénistes de tous ordres aux médecins, pour combattre le danger ; le Congrès de Londres, à son tour, a été véritablement un congrès d'hygiène internationale où se sont réunis à la fois médecins et philanthropes : et il est surtout remarquable, non à cause des paroles de science qui y ont été exposées, mais à cause de l'organisation de la lutte contre la tuberculose qu'il permet de systématiser.

Si l'on veut synthétiser les moyens mis en œuvre en Allemagne, en Angleterre et en France pour combattre la tuberculose, l'on peut dire qu'en Angleterre on fait surtout de la prophylaxie par un souci constant de la salubrité des logements et des ateliers ; en Allemagne, on a surtout recours à la cure de repos dans le sanatorium pour arrêter la tuberculose commençante ; en France, on protège les débiles, les adolescents, surtout par les hôpitaux marins et toutes les œuvres scolaires. Il faudrait, pour certaines mesures, emprunter à l'étranger et compléter ainsi celles que l'on a déjà prises en notre pays.

L'assainissement du logement.

Il est intéressant de signaler toute l'importance des mesures prises par les Anglais pour assainir le logement, car il ne fait plus doute pour personne que c'est dans les appartements mal éclairés, mal aérés, humides, que la tuberculose fait les plus nombreuses victimes. Des lois y ont pour but primordial la réparation et la démolition des maisons insalubres, la suppression de celles qui enlèvent l'air et le jour à d'autres maisons et empêchent la ventilation. Ces lois sont possibles car la propriété y est bien peu morcelée : obliger un propriétaire, comme le duc de Westminster, qui possède le quart de la superficie terrienne de Londres, à démolir une maison ne lui est probablement pas une obligation trop douloureuse.

En France, nous vivons encore sous la loi sur les logements insalubres de 1852 qui est franchement mauvaise, car d'abord elle ne permet pas de faire modifier en quoi que ce soit une maison habitée par son propriétaire. Dans les cas où la loi permet d'intervenir, si le propriétaire refuse de se soumettre, il peut en appeler au tribunal de simple police, de là à la police correctionnelle, et finalement le jugement n'est obtenu que dans des délais qui dépassent les limites fixées pour l'exécution de la loi et tout est à recommencer : je me souviens du mal que nous avons eu pour faire démolir les rues Sainte-Marguerite et des Filles-Dieu, véritables repaires insalubres : et nous n'y serions pas arrivés si M. Alphand, qui avait compris nos raisons hygiéniques, n'avait fait démolir cette dernière sous prétexte d'une voie nouvelle à percer ; mais vous concevez que de pareilles opérations sont des plus onéreuses pour la ville.

Le Sénat vient de voter au mois de juillet la loi sanitaire après l'avoir laissé attendre pendant bien longtemps, malgré tous mes efforts pour la faire aboutir plus tôt. J'espère que la Chambre la votera sans modification, car si elle doit revenir au Sénat, elle attendra peut-être longtemps encore avant d'être promulguée : sans doute elle n'est pas parfaite, mais telle qu'elle est, elle nous laisse moins désarmés devant les logements insalubres, elle permet aux tribunaux de les faire démolir dans certaines conditions.

En Angleterre, en outre, il existe des Sociétés qui stimulent les paroisses et les villes, pour bâtir des logements salubres, et qui en font construire.

Des philanthropes, et en première ligne il faut citer Peabody, se sont joints à elles et ont construit des maisons qu'ils louent pour un prix minime, juste suffisant pour que les locataires ne se considèrent pas comme logés gratuitement. En France, nous avons bien des œuvres pour bâtir des maisons ouvrières :

l'une est dirigée par M. Siegfried, l'autre par le sénateur Strauss ; nous avons de même les œuvres des jardins ouvriers de Sedan, de Saint-Etienne ; mais leur champ d'action est forcément limité. Il faudrait que ces Sociétés prennent de l'extension, qu'elles puissent avoir des capitaux en cherchant à les rémunérer avec 2 ou 2 et demi pour 100, par exemple : c'est là une œuvre tentante pour la haute société française, qui, comme la société anglaise, a déjà commencé à diriger ses efforts dans ce but philanthropique ; la communication du prince d'Arenberg à Londres nous le prouve.

Il est aussi désirable que des sanatoriums se créent pour les tuberculeux confirmés ; nous avons déjà des sanatoriums populaires à Angicourt, Hauteville, etc., nous en aurons bientôt à Bligny, à Lay-Saint-Cristophle, près de Nancy, etc. Il faudrait qu'il en existe à peu près dans chaque département ; dans le Loiret, à l'instigation du Dr Pilate, d'Orléans, toutes les communes ont contribué par leurs souscriptions à l'érection d'un sanatorium ; de généreux donateurs se sont joints aux municipalités et bientôt l'établissement sera construit ; c'est de la coopération bien comprise, qui devrait être imitée.

Un autre point est aussi très intéressant à considérer : si le mouvement continue comme il a commencé, il est certain que bientôt les tuberculeux pourront avoir tous les soins nécessaires et par le dispensaire comme celui de Calmette à Lille, celui de la rue Marcadet à Paris, et par le sanatorium, et par l'hôpital : mais si les gens fortunés peuvent se procurer tous les soins qui leur sont nécessaires et trouvent dans les stations climatériques de la France des endroits des plus propices à mener à bien leur guérison, il est une catégorie de gens des plus dignes d'intérêt : c'est la classe moyenne, qui pourrait par exemple payer 2, 3 ou 4 francs par jour dans un sanatorium, pour qui 7 ou 8 francs seraient une charge trop lourde, et qui retirerait précisément les plus grands bénéfices de cette cure ; car après y avoir séjourné, la situation de ces malades leur permet de continuer à se soigner sans être astreints à des travaux durs et fatigants ; or, jusqu'à présent, il n'existe pas de sanatoriums à prix réduits. Nous avions voulu, à Bligny (fig. 17), faire deux sections, une gratuite et l'autre légèrement payante, précisément pour la classe moyenne. Mais la loi ne permet pas à une maison de santé, où l'on paie aussi peu que ce soit, d'être reconnue d'utilité publique et si nous avions voulu persévérer dans notre idée, le sanatorium de Bligny n'eût pu être reconnu d'utilité publique et par suite aurait dû renoncer à recevoir des dons et des legs ; cette loi est là un gros obstacle ; il faut qu'elle soit changée.

L'armée et la tuberculose.

Gambetta a dit qu'il fallait sérier les questions ; en médecine sociale, ce principe est des plus justes. Je suis très partisan des sanatoriums spéciaux pour chaque catégorie d'individus, soldats, marins, instituteurs, employés des postes. Deux mille soldats sont reconnus, en général, tuberculeux à leur arrivée au corps, quelquefois après quelques semaines d'incorporation ; ce sont des tuberculeux débutants, puisque leur tuberculose a passé inaperçue à la revision ; leur tuberculose était latente et n'est devenue tangible qu'après un peu de surmenage. Eh bien ! on les renvoie chez eux, où ils vont contaminer leur famille, leur village, puis finir par mourir très rapidement, car, pour la plupart, ils ne sauront ou n'auront pas appris à se soigner. Mais ces soldats sont soumis à la loi militaire ; au lieu de les renvoyer, on ferait bien mieux de les conserver dans des maisons de cure six mois, un an s'il le faut, et ne les renvoyer dans leurs foyers qu'après guérison. Ce sont des jeunes gens : cette guérison peut être très souvent la règle. La création de sanatoriums militaires s'impose, de même la création de sanatoriums pour marins ; sur mille marins décédés, une statistique récente, que je viens de voir, montre que deux cent cinquante sont enlevés par la tuberculose.

Les instituteurs.

Il est des départements où presque tous les instituteurs meurent avant quarante ans enlevés par la tuberculose, et pourtant ce sont des gens intelligents qui pourraient se soigner ; mais il faudrait les éclairer et leur donner la possibilité de le faire : une excellente œuvre sociale serait la création de sanatoriums pour instituteurs ; on guérirait les maîtres et, en même temps, on éviterait la contamination des enfants, car un instituteur tuberculeux peut, vous le savez, être des plus dangereux pour les élèves qu'il reçoit dans sa classe.

Comité national de défense.

Il faut aussi créer un comité national pour centraliser tous les efforts sur tous les points du territoire. Les bonnes volontés ne manquent pas ; mais, malgré tout, il est en qui ignorent ce qu'elles doivent faire.

Contre la contagion.

Et enfin il faut aussi répandre à profusion les notions actuelles sur la contagion de la tuberculose, sur le danger des crachats, etc.

Quand Lister, à la suite de Pasteur, établit les lois de l'antisepsie chirurgicale, les chirurgiens imbus d'une autre méthode n'auraient pas tous embrassé la nouvelle doctrine, si l'opinion publique ne leur avait forcé la main. Il doit en être de même pour la tuberculose. Quand le public saura bien qu'il faut prendre des précautions contre cette maladie, qu'il est dangereux de cracher par terre, car le crachat est le plus grand véhicule de la contagion, qu'il faut habiter des demeures aérées, il réclamera lui-même de son médecin des soins hygiéniques, du législateur la protection. La loi devra suivre l'opinion publique; mais cette opinion publique, c'est à nous à la créer; pour mon compte, je crois y avoir déjà pas mal contribué et ne suis pas prêt à limiter mon effort.

Et M. le Pr Landouzy si dévoué à la cause des tuberculeux pauvres résume les mesures prises de la manière suivante :

Si, suivant une comparaison qui m'est chère, l'on assimile la tuberculose à un ennemi qu'il s'agit de repousser, on peut regarder l'armement antituberculeux de la France comme constitué par trois lignes de défense. La première ligne a pour but l'amélioration des terrains débiles, surtout le dépistement des enfants prédisposés; ses moyens d'action sont pour les enfants la puériculture au moyen des colonies des vacances, l'habitat chez les paysans, les hôpitaux marins; pour les adultes, les dispensaires suivant le modèle de celui du Pr Calmette à Lille. L'on ne saurait assez louer les colonies rurales, les colonies de vacances, l'œuvre des enfants à la montagne, etc. Ces œuvres peuvent annuellement faire profiter 7 918 enfants du grand air et de l'exercice.

La France, de plus, possède 24 hôpitaux marins gratuits; il n'est pas un autre pays qui renferme autant de stations maritimes si heureusement disposées; et je ne parle pas seulement de Berck qui est véritablement une place forte antituberculeuse, mais du Croisic, de Pen-Bron, de Saint-Trojan, d'Hendaye, de Banyuls, de Cannes, etc., etc. Nous avons de plus des stations climatériques de premier ordre pour les enfants à Forges, Dax, Argelès, Thorenc, etc.,

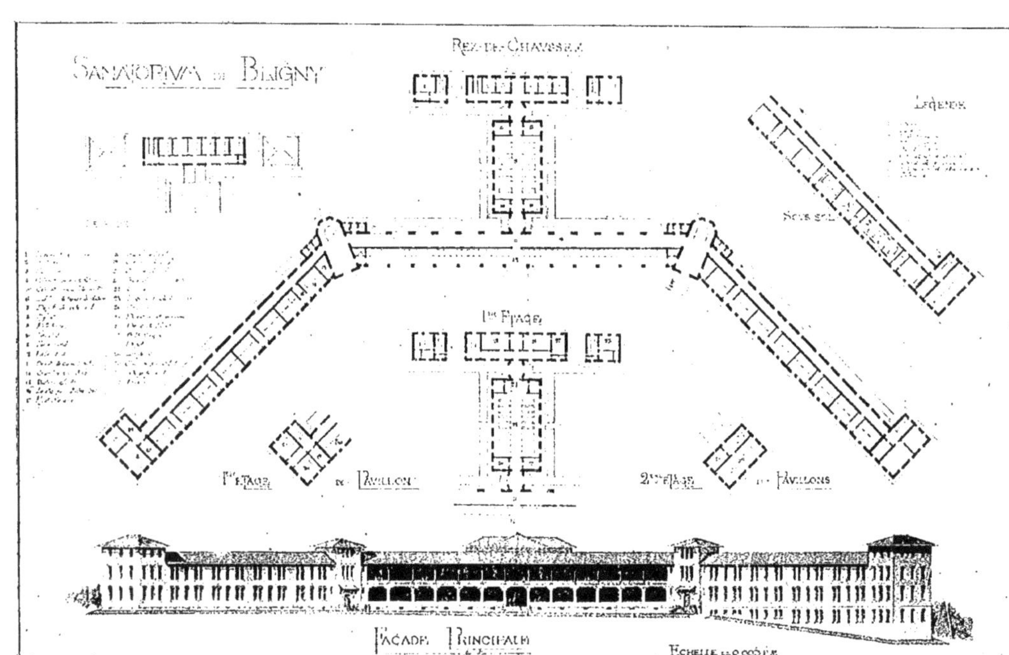

FIG. 17. — PLAN GÉNÉRAL DU PREMIER SANATORIUM DE BLIGNY — VUE PERSPECTIVE DE LA FAÇADE

Lucien Magne, Architecte.

etc. Pour les adultes, les dispensaires sont appelés à un rôle des plus efficaces ; ils sont destinés à donner des soins, à inculquer des pratiques hygiéniques aux candidats à la tuberculose et à les aider de secours en argent ; il s'en crée à Paris, rue Marcadet, 115 ; il devrait s'en créer dans toutes les grandes villes de France.

La deuxième ligne de défense compte le sanatorium, que je comprends comme une école de discipline pour le malade et de défense pour la famille. Au sanatorium doit se rendre le tuberculeux au début, celui qui, à ses yeux comme aux yeux de ses proches, n'a souvent qu'un petit rhume, négligé bien souvent. Un séjour de trois mois dans une maison de repos, où on lui apprend à se soigner, peut souvent être suffisant. Comme sanatoria populaires, nous avons, en ce moment, Angicourt, Hauteville, Feuillas, etc. ; l'année prochaine, nous aurons en plus celui de Bligny (93, boulevard Saint-Germain, Paris), qui est dû à l'initiative privée : c'est l'œuvre de la Société des sanatoria populaires de Paris pour la cure des tuberculeux adultes, qui se propose, si les donateurs ne manquent pas, de créer toute une autre série d'établissement similaires.

Il se fonde également des dispensaires ou des sanatoriums populaires à Rouen, Nantes, Lille, Nancy, Bordeaux, Orléans, Semur, Mayenne, Tours, Marseille, Le Havre, Poitiers, etc., etc.

La troisième ligne comprend les hôpitaux : soit des hôpitaux spéciaux suburbains ou interurbains, soit des sections spéciales dans les hôpitaux comme il en existe à Lariboisière et à Boucicaut.

Il est incontestable que de ces trois lignes de défense, la plus forte actuellement est la première ; c'est aussi peut-être la plus importante : il vaut mieux prévoir que guérir. On prévoira encore davantage si l'on répand partout les notions de curabilité et de contagion de la tuberculose : c'est le propre des œuvres de la ligue pour la préservation de la tuberculose par l'éducation populaire (33, rue Lafayette, Paris) et de tant d'autres.

En résumé, depuis trois ans, la France a déjà fait beaucoup dans la lutte contre la tuberculose des pauvres (1), — la plus intéressante pour les gouvernants, — car les gens fortunés peuvent user des soins médicaux, des soins hygiéniques et des ressources climatériques si efficaces de la France, mais il lui reste encore beaucoup à faire rien qu'en continuant les œuvres déjà commencées et en poursuivant la réalisation des mesures qui peuvent assurer au pauvre une vie plus hygiénique : développer les maisons à bon marché, dont nous a entretenus au Congrès de Londres le prince d'Arenberg ; arrêter les progrès de l'alcoolisme, ne sont pas la moindre partie de la tâche qui est offerte à notre activité.

§ XXVI

QU'EST-CE QUI PROUVE QU'ON PEUT, AVEC SUCCÈS, COMBATTRE LA TUBERCULOSE EN TANT QUE MALADIE DU PEUPLE PAR LE TRAITEMENT DES TUBERCULEUX DANS DES ÉTABLISSEMENTS SPÉCIAUX ET PAR L'APPLICATION DE MESURES HYGIÉNIQUES RADICALES ?

Depuis 50 ans déjà en Angleterre il existe des institutions spéciales pour tuberculeux sous forme d'hôpi-

(1) La carte de l'armement antituberculeux (colonies scolaires de vacances, colonies agricoles, dispensaires, hôpitaux marins, stations climatériques, sanatoriums pour pauvres et riches) dressée par les Drs Landouzy et Sersiron vient d'être éditée par Naud (3, rue Racine).

taux et de sanatoriums marins. Aussi, grâce à ces institutions, grâce aussi à une hygiène publique digne d'éloge, on a vu depuis 30 ans la mortalité tuberculeuse diminuer d'une manière surprenante et plus rapide que dans tout autre pays. D'après la statistique suivante publiée par le Dr Tatham, directeur général des statistiques registres royaux, on constate qu'en ces 30 dernières années la mortalité par tuberculose a diminué de moitié en Angleterre.

En Angleterre et au pays de Galles la mortalité par tuberculose a été par million d'habitants.

En 1870,	2 410 décès.		En 1893,	1 468 décès.	
1875,	2 202	—	1894,	1 385	—
1880,	1 869	—	1895,	1 398	—
1885,	1 770	—	1896,	1 307	—
1890,	1 682	—			

Ces chiffres sont la meilleure réponse à la question que nous posions plus haut.

§ XXVII

LE TRAITEMENT DE LA TUBERCULOSE PEUT-IL SE FAIRE AUSSI EN DEHORS DU SANATORIUM ?

On peut répondre affirmativement à cette question.

Quand la situation du malade permet de disposer de tous les moyens hygiéniques et diététiques nécessaires au traitement ; s'il se trouve auprès du malade un médecin expert et, si le tuberculeux lui-même a la volonté suffisante pour connaître et observer ses devoirs, même quand il n'est pas surveillé, on est en droit de compter sur des résultats favorables d'une cure faite en dehors des sanatoriums.

Nous donnons une gravure qui montre comment

on peut créer un endroit de cure au moyen d'une guérite de plage. On retire la chaise, on tapisse les parois intérieures de la guérite, on y met le chevet de la chaise longue et l'on tourne la paroi postérieure du côté du vent ou du soleil de manière à se protéger de l'un ou de l'autre à volonté (fig. 18).

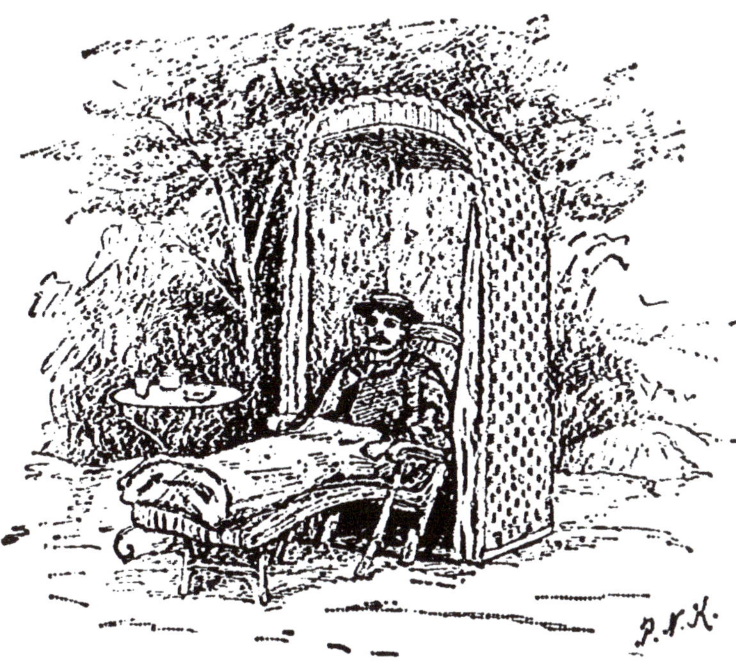

FIG. 18.

Pour les pauvres gens qui ne peuvent faire les frais de ce traitement ou ne peuvent pas être reçus dans un sanatorium faute de place ou pour d'autres raisons, on peut conseiller de faire autant que possible une cure analogue à celle du sanatorium, sous la direction d'un médecin éclairé. Une chaise à bon marché dans le genre de celles qu'on emploie sur le pont des bateaux et, comme un abri, quelques planches bien ajustées peuvent remplacer une chaise longue d'un prix élevé.

Nous avons déjà dit de quelle manière on pouvait se procurer une installation hydrothérapique peu dispendieuse pour le traitement par l'eau froide. Quant aux mesures hygiéniques relatives aux crachats elles doivent être suivies chez soi aussi sérieusement qu'au sanatorium.

De cette manière, en ayant d'une part confiance en son médecin et en suivant ses avis, avec, d'autre part, la bonne volonté du malade, de ses parents, de ses amis, on peut créer dans une maison modeste un sanatorium improvisé.

§ XXVIII

EN DEHORS DES SANATORIUMS POPULAIRES QUE PEUVENT FAIRE LES PHILANTHROPES AISÉS ET BIENVEILLANTS POUR CONTRIBUER A LA LUTTE CONTRE LA TUBERCULOSE?

En traitant la question inscrite en tête de ce chapitre nous avons parfaitement conscience de demander quelque chose qui en ce moment n'est pas encore entièrement réalisable. Néanmoins, faisant abstraction des difficultés de la chose, nous voulons donner quelques indications et montrer de quel côté il faudrait orienter les efforts pour agir d'une manière efficace. Je voudrais d'abord attirer l'attention des philanthropes aisés sur ce fait qu'en dehors des poitrinaires dont l'état exige un traitement, il y a beaucoup d'autres tuberculeux qui pourraient être aidés par un traitement opportun ; et je dirais même qu'on aurait avec eux de meilleurs résultats qu'avec les poitrinaires soignés actuellement. Je veux parler de la scrofulose et de la tuberculose des enfants en général (maladies des os et des articulations).

Peu de gens savent combien la scrofulose est répandue. Neumann trouva les symptômes de la scrofulose chez 114 garçons et 115 filles sur 125 garçons et 132 filles qu'il examina à ce point de vue, parce qu'ils ne pouvaient pas suivre l'école communale de Berlin.

Nous avons déjà parlé dans un chapitre précédent des beaux résultats obtenus dans les sanatoriums pour enfants sur les côtes des pays français, allemands, anglais, italiens et hollandais. Il paraît que le climat de la plage combiné à une bonne nourriture et aux bains de mer chauds et froids produit un effet extraordinairement favorable sur ces formes de tuberculose de l'enfance.

Les sanatoriums marins pour enfants, comme les sanatoriums populaires contribuent eux aussi à la lutte contre la tuberculose du peuple. On ne pourrait donc trop recommander à ceux qui s'intéressent beaucoup au sort des enfants souffrants de fonder de semblables sanatoriums copiés sur le modèle des hôpitaux maritimes Berck-sur-Mer en France, Norderney en Allemagne, la fondation Ormesson en France, etc.

La guérison de la tuberculose sous ces diverses modalités ne peut être réalisée que par le traitement hygiéno-diététique, pratiqué sous une surveillance médicale rigoureuse soit dans les sanatoriums, soit dans la demeure même du malade quand les ressources de celui-ci et les conditions locales de sa résidence le permettent.

La prophylaxie de la tuberculose considérée comme maladie du peuple, par contre, surtout quand il s'agit de tuberculose pulmonaire ne peut être effective qu'en s'attaquant aux causes de la maladie. Il nous faut donc chercher quelles sont les causes de la tuberculose qui contribuent aujourd'hui à son extension.

Causes de la tuberculose considérée comme maladie du peuple.

C'est à l'ignorance, au manque d'air, de lumière, de soleil, aux habitations insalubres, à la malpropreté, à la nourriture insuffisante et avant tout à l'abus des boissons alcooliques qu'il faut attribuer la tuberculose et son extension actuelle.

C'est l'affaire des gens instruits que de lutter contre l'ignorance du peuple en matière d'hygiène et de combattre en particulier l'ignorance de l'hygiène de la tuberculose. Les médecins, les instituteurs ou maîtres d'école, les patrons, de même que tous ceux qui ont le temps, les moyens, le talent et la facilité de le faire devraient se réunir pour enseigner au peuple par des conférences populaires ou la publication d'ouvrages didactiques et l'instruire sur la nature, le mode de développement des maladies et surtout de la tuberculose, de même que sur la manière d'éviter ces maladies.

Non seulement les gouvernements et les autorités sanitaires se montreront bienveillantes à de si utiles entreprises, mais elles leur viendront encore sûrement en aide.

Protéger contre la misère les familles privées de leur moyens d'existence par le séjour au sanatorium de celui qui les nourrit, devrait être la préoccupation constante des gouvernements, des sociétés ouvrières, des sociétés de secours et des œuvres de bienfaisance. De manière que le malade, libre de tout souci à l'égard de sa famille, puisse se soumettre tranquillement à la cure.

L'assurance des ouvriers allemands, par exemple, prévoit jusqu'à un certain point les secours donnés aux familles des assurés en traitement.

Il faudrait de plus veiller à ce que chaque membre

de la famille du malade soit soumis à un examen médical afin qu'on puisse le traiter à temps et le guérir encore s'il est infecté.

Le manque d'air, de lumière, de soleil pourrait être évité en créant avec l'aide de la bienfaisance publique ou privée un grand nombre de jardins ou de parcs dans les endroits les plus peuplés des grandes villes. Ces places peuvent être appelées à juste titre les poumons d'une grande ville.

D'un autre côté les maisons privées de soleil et insalubres devraient être rasées et l'on reconstruirait à leur place, suivant les règles hygiéniques, des maisons modèles pour familles nécessiteuses.

On peut combattre la malpropreté de la population pauvre par l'installation de bains publics. Ces bains, ouverts toute l'année, dans lesquels hommes, femmes et enfants pourraient prendre à n'importe quelle heure du jour un bain chaud ou froid, contribueraient le plus efficacement du monde à éviter les causes des maladies.

L'ignorance est également le plus souvent en jeu pour ce qui regarde l'insuffisance de la nourriture dans les familles pauvres. Se procurer une nourriture simple, mais substantielle pour un prix modique est un art qu'il faut enseigner au peuple, et voilà un champ très large où peut s'exercer toute l'activité bienfaisante de femmes instruites qui ont fait de ce sujet l'objet de leurs études. Il est également nécessaire de créer des restaurants populaires pour que les ouvriers et ouvrières célibataires puissent y trouver une nourriture saine à bon marché.

Alcoolisme.

J'ajoute un dernier mot sur l'alcoolisme et l'ivrognerie. A juste titre on peut appeler ce vice *le plus grand ennemi du véritable bien-être du peuple*, le plus grand perturbateur du bonheur familial, le plus grand destructeur de l'esprit et du corps, le meilleur collaborateur du bacille de la tuberculose.

Pour lutter efficacement contre la tuberculose il est besoin d'éclairer le peuple. Les mesures de violence sont rarement utiles. Il faudrait montrer aux enfants, dès l'âge le plus tendre, le péril que fait courir aux hommes l'usage des boissons alcooliques.

A l'école, comme à la maison, on doit montrer à l'enfant que l'ivrogne est le plus malheureux des hommes.

Que l'on crée des débits de thé ou de café, des maisons de société où l'on trouverait à prix modique en hiver, des boissons chaudes non alcooliques et en été, des boissons rafraîchissantes,

De même dans tous les pays il serait excellent d'encourager et de soutenir les sociétés de tempérance qui s'efforcent de lutter par la parole et par la plume contre ce grand vice du peuple qu'est l'alcoolisme,

Émigration du peuple des grandes villes vers les campagnes.

Enfin, on devrait pousser au mouvement d'émigration du peuple des grandes villes vers les campagnes à l'inverse de ce qui se produit aujourd'hui. Et pour cela les hommes d'Etat, les philanthropes, les particuliers devraient s'unir pour relever les professions rurales.

On ferait aux paysans des avantages tels qu'ils préféreraient rester sur leurs terres ou dans leurs villages et n'iraient plus chercher dans les villes des conditions de vie meilleure, que désormais ils trouveraient chez eux. Un excellent moyen pour atteindre ce but serait de fonder des écoles agricoles, des fermes modèles, des bibliothèques rurales et créer des amusements sains pour les jeunes gens.

CONCLUSIONS

La tuberculose, qu'elle se présente sous la forme de phtisie pulmonaire ou sous toute autre forme, est très souvent curable et peut être évitée.

Dans un état civilisé il est certainement possible de combattre avec succès et d'une manière durable la tuberculose considérée comme maladie du peuple.

Il est nécessaire pour cela de l'action commune d'un gouvernement sage, de médecins bien instruits et d'un peuple intelligent.

Appendice. On trouvera tous les renseignements nécessaires pour faire admettre un tuberculeux pauvre (enfant ou adulte) dans un des sanatoriums existants, en feuilletant les numéros 2 et 3 de la revue trimestrielle *La Lutte antituberculeuse*, 3, rue Racine, Paris, 1900.

TABLE DES MATIÈRES

CHARTRES. — IMPRIMERIE DURAND, RUE FULBERT.

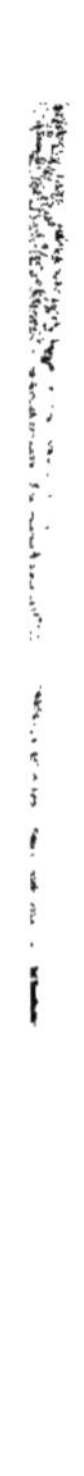

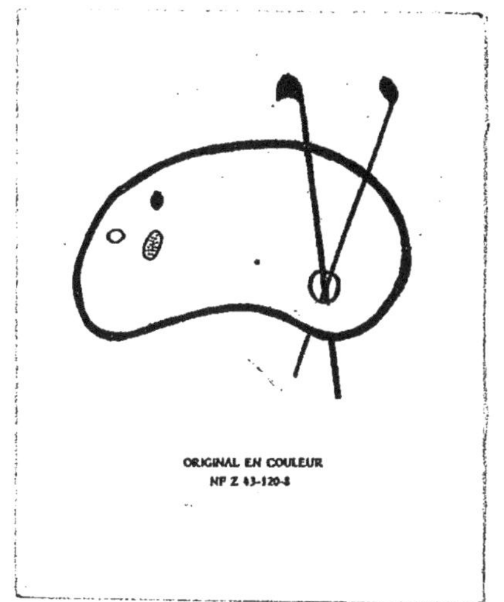
ORIGINAL EN COULEUR
NF Z 43-120-8

www.ingramcontent.com/pod-product-compliance
Ingram Content Group UK Ltd.
Pitfield, Milton Keynes, MK11 3LW, UK
UKHW021233230726
13926UKWH00003B/1416